SCIENCE OF BREATH

調息
呼吸的科學

想要調控自己的身心
先從控制呼吸開始

斯瓦米・拉瑪 *Swami Rama*
魯道夫・巴倫坦 *Rudolph Ballentine*
艾倫・海姆斯 *Alan Hymes* —— 著
黃誠勳 —— 譯

前言

運用呼吸之學，調節生命能量

——琳達・詹森（Linda Johnsen）

倘若你可以屏息數小時，以探索生命存在的其他層次，而你的身體卻看似已經死亡？倘若你只是專注在自己的心念，即能在頃刻之間治癒致命疾病？倘若你可以建立一種深度的平靜，讓生命中沒有一項活動可以打擾你？當然，這些都是童話故事的題材，平常人做不到這些事。然而，古老的瑜伽士聲稱他們經常做這種事。當然，在迷信的文化中，文盲也自稱能做相同的事。

然後在一九七〇年，斯瓦米・拉瑪（Swami Rama），一位在喜馬拉雅山洞被養育長大，從小就在被嚴密保護的瑜伽祕密傳承中接受訓練的瑜伽士，走進了美國的研究實驗室，在最嚴謹的實驗環境下，他模擬死亡的情境，實質上停止他的腦波與心跳，卻仍然對實驗室內在他周遭所發生的事保持全然的覺察。斯瓦米・拉瑪在實驗室中所展現的能力，讓西方科學界目瞪口呆。突然間，印度瑜伽士的論點似乎較少被視為迷信，而比較像廣泛的內在科學得到了證據，甚至在許多重要的領域上，大幅超越了當今西方醫學與生理學的理解層級。

當我們進入二十一世紀後，現代人類終於學到如何感謝古老智者的知識與實務慧眼。但不幸的是，正當我們被此無比珍貴的數千年醫學知識所喚醒時，保存此傳統的奇妙文化消失了。然而，在喜馬拉雅山的洞穴寺院，以及印度次大陸的森林隱士中，瑜伽大師仍然在傳授這些讓他們成為世紀傳奇的知識和技巧。其中，這些瑜伽士所保存的、能幫助達到完美自我控制的關鍵技巧就是「呼吸之學」（svarodaya）。

「呼吸」是人類身上唯一可自主運作，亦可受意識控制的生理機能。這個簡單的慧見對於印度的內在心念探索者而言，具有驚人的意涵：呼吸是控制自主神經系統的關鍵。在西方人的教育中，認為這部分的功能超出人們的覺察，並且完全無意識地自主運作。瑜伽士藉由學習操控自己的呼吸模式，獲取了對大腦做出有意識控制的能力，達到任何西方人都難以想像的程度。而這件事直到斯瓦米・拉瑪走進實驗室後，才獲得證實。

以現在西方醫學進步的速度，可能還需要花好幾世紀的時間才能趕上斯瓦米・拉瑪的論述。例如，他堅信我們的身體事實上是由一種被稱為「精身」（其梵文是 sukshma sharira，意為精微的身體）環繞著的能量場所建構，大部分的西方科學家至今仍在爭論這部分生命體的存在。然而，斯瓦米・拉瑪就是藉由操控這個能量場，讓他的手臂長出腫瘤，然後又在幾小時內讓它消失。你可以想像，假如一小部分的研究經費能被用來探索此生命能量，現今的癌症治療可能產生什麼變化？

生命能量「氣」，其梵文是 prana（音譯為「普拉那」），在古埃及與迦勒底人（Chaldea）所留下的僅存文獻中，都顯示他們很小心地在處理生命能量的運用；中國與日本的醫師及武術師，至今仍然在運用此「氣」。這本書就是對瑜伽修行者「如何運用呼吸之學，調節生命能量」的巨大議題做介紹，並以現代人可以理解的方式來敘述，這是第一本探索生命能量如何做為生理器官背後支撐力量的重要書籍。

緒論

呼吸是身體與心念之間的重要連結

——約翰・克拉克（John Clarke），醫師

本書內容是對「呼吸」的審視，也就是「呼吸」如何整合我們生命各層次的存在，使其成為一個全功能的總體，在各層次發生相互作用的本質，以及一些如何修改這些相互作用的實用方法。本書所討論的範疇極廣，包括胸腔與腹部的物理運動、內部器官的功能、能量流動所扮演的精微角色，以及它如何影響心念等。更精確地說，因為能量的漣漪脈動影響著人類的許多功能，若能對「呼吸」有著徹底的瞭解，將為擴展我們對身體與心念各層次的覺察，提供一個有力的工具，也會對治療型態有所幫助。

藉由對一些心念特質的觀察，就可以對呼吸的重要性做出最佳評價，因為心念傾向於藉由有意識的覺察去過濾許多事件，以避免感官的困惑，如此才能讓它專注在更重要的改變上。換句話說，一個新的思考模式，或是一個新的活動，在剛開始時都會吸引許多有意識的關注，但是經常性的重複行為就變成無意識與習慣。例如，走路對成年人來說，不需要做什麼努力；它幾乎不需要我們做有意識的關注，雖然在必要時我們仍可以輕易地干預。然而，將走路的動作流程整合到心念中，則需耗費多年的嚐試，直到它變成慣性，進入無意識層面為止。

人體內部器官（例如，心臟、腎臟、肝臟）也有類似的反應。從生理回饋實驗中也證明這些器官的某些生理活動，原本被視為自主運作，經過訓練之後也能受意識所控制。雖然，要達到熟練的控制程度，需要經歷長時間的訓練。

對生理功能而言，呼吸是很獨特的，因為從肺臟、血液中的氧氣與二氧化碳的回饋訊號，抵銷了呼吸的速率與深度，然而，呼吸活動本身卻是一種肌肉的自主性行為。例如，根據個人對呼吸的精通程度不同，呼吸的速率與深度可以被改變，但是反射行動則限制了呼吸可被改變的程度。這種反射動作是一種保障，而且特別重要，畢竟我們對呼吸的需求是很基本的。這也部分反應了氧氣在新陳代謝中所扮演的關鍵角色，因為若沒有氧氣，我們的身體就無法燃燒食物並產生能量。

現代科學已經瞭解呼吸的許多物理原則，包括輸送氧氣進入身體及全身所動用到的肌肉與器官，直到新陳代謝的分子反應等。然而，對此複雜的生理系統所做的純理智訴求，已經將科學界對呼吸的概念局限在物理層次裡，但即使是最隨意的生理反應，也顯示出呼吸的重要性已超越了純粹的新陳代謝功能。例如，從我們個人的經驗中，就暗示了情緒和呼吸之間的關聯性，因為激烈的情緒狀態似乎與呼吸方式的改變有關。哀傷哭泣與盛怒時會發抖地呼吸，更是常見的例子。除此之外，例如疼痛和運動所產生的物理刺激，也會改變呼吸與情緒兩者的狀態。

一旦深入研究這些現象之後，一系列的疑問就會產生：情緒、身體及呼吸之間的關係本質為何？背後的載具是什麼？呼吸是否與心念的其他生存領域有互動關係？是否能藉由改變呼吸模式來改變情緒與生理狀態？

這些都是本書所要探討的疑問，每一章節都發展出「呼吸是身體與心念之間的重要連結」這個核心論點的一個面向，作者將多種西方科學的發現，以及東方豐富的體驗智慧編織在一起，成為一篇完整且平衡的論述。在第一章論述本書的基本原則之後，由艾倫．海姆斯（Alan Hymes）醫師接著以特殊的觀點介紹呼吸道的生理與解剖學，並探討各式呼吸習慣的生理與心理作用。由魯道夫．巴倫坦（Rudolph Ballentine）醫師撰寫的第三章，則從吸入氣流的準備功能去檢視鼻子這個門戶，並探討神經系統活動的複雜模式，以及它所喚起的能量流。在最後一章，斯瓦米．拉瑪描述身心界面的載具：「氣」（prana）。根據瑜伽古籍的說法，「氣」是能量最精微的單元。斯瓦米．拉瑪討論氣身層（能量場的態樣），這些能量場潛藏在身體的結構與所有生理心理機能背後，並有可接受心念控制的潛能。

這本書的目標是：「以一種可以被應用為個人成長工具的方式，來介紹呼吸的理論知識」，因此，書中詳實描述了一系列實用的練習與技巧，以便讀者可有系統地控制呼吸及「氣」生命能量。這些練習都有助於我們擴展對呼吸的覺察，因為當我們觀察自己如何使用呼吸時，各式無意識的呼吸習慣就能被確認，並被較有利的呼吸方式所取代。就像小孩藉由變得更加覺察自己的身體並學習走路，來克服行動的笨拙一樣，對呼吸的覺察也能逐漸將呼吸帶回到意識的控制之下。

由於呼吸是身體與心念之間的連結，因此它也可以被用來介入身體與心念的運作，隨著我們對呼吸的覺察，以及增加對其精微方面的控制，這種介入將可以深化生理與心理的改變。然後，本書就能為有意識的心念開拓出一條新的通道，為人類真正的整體健康與個人成長的追求，提供一項有力的工具。

目次

BREATH

Chpater 2 呼吸與胸腔：呼吸的運作機制／艾倫・海姆斯醫師 045

SCIENCE O

Chpater 3 跟隨你的鼻子：鼻子的功能與能量的關係／魯道夫．巴倫坦醫師　081

BREATH

SCIENCE O

PRESENCE OF BREATH

Chapter 1

何必為呼吸傷神？瑜伽與能量體

許多讀者會對竟然有一本書全部都在談論「呼吸」這個議題而感到驚訝，因為西方醫學對於呼吸的研究並不太熱衷。在一封寄給知名醫學期刊編輯的信中，一位醫師抱怨浪費時間與金錢在芝麻小事上，他感嘆地說：「這件事就是一個例子，竟然有人寫一整本書去論述如何呼吸！」他無法想像有比呼吸更微不足道、更淺顯易懂的生理流程。

當然，呼吸是一個重要的生理流程，假如你不能呼吸，就無法活下去，從這個觀點來看，每個人都應該同意呼吸很重要。然而，我們大多數人仍然會說：「你要不是正在呼吸，就是沒在呼吸。如果你正在呼吸，那就沒什麼問題；要是你沒在呼吸，反正已是死軀，也沒什麼問題。」

或許事實沒有那麼簡單，在傳統東方，長久以來就有人花費數十載的光陰在研究呼吸上。事實上，有整座寺院專注在圍繞著呼吸相關的修行，而且據說許多瑜伽士展現的所謂奇蹟，主要都是基於對呼吸的掌控。但是，為何要特別強調呼吸這種普通平常、時時刻刻都在進行的生理流程？

心念與身體的問題

我們之所以很難理解呼吸為何如此重要，部分原因出自我們已經習慣從西方的觀點來看這個世界。我們的觀點主要基於對物質現象的研究，習慣拿物質實體來做物理與化學分析。我們的實驗室科學是根據對物質的分析量測與操控。我們的醫師所接受的教育，也是解剖學及生理機能訓練，我們的哲學基本上是物質的。

同樣地，我們對人類的理解主要是從物質的觀點出發，根據我們對身體的研究、對身體部位的碰觸，以及可以被分析衡量的生理現象。我們對於能被客觀地觀察的科學研究，感覺最自在。當我們的研究脫離物質世界，並試圖去研究超越自身感官所及的現象時，就開始感覺一點不太確定，並且不可避免地起了疑問：「這真的合乎科學嗎？」

這種對於非物質領域科學證據的懷疑，在心理學上的研究特別明顯。

然而，「心念」無疑是讓我們人類存在的、真實且無法迴避的要件。現代西方人對研究心念的興趣，被不確定該如何著手的困惑所抵銷，因為心念無法被解剖或分析、量測或放在箱子裡研究。它也無法被放在蓋玻片上，用顯微鏡來觀察，或是用電子儀器來檢測。

然而，我們的主觀經驗卻向我們保證心念的確存在，而且還很重要。我們都能覺察到自己的思緒，知道某些東西正在進行當中，而且我們也承認，不論多勉強，我們的身體所從事的大部分行為，以及我們如何操控物質世界的背後，都是由心念在指使。

但在西方，我們仍然對心念領域和有形物質世界領域之間的關係感到困惑。我們的身體到底如何與心念相互作用？這已是一個超越理論層面的問題。身心如何相互作用的問題，讓我們的醫學專家及心理學家感到困惑。當醫師沒能治好病痛時，他們會雙手一攤地說：「問題一定出在心理層面。」當心理醫師沒能幫助病人重整他的心理世界時，他們會聳聳肩說：「或許你應該去看看專科醫師，以確定不是身體的某個部位出問題。」病人在困惑的心理醫師與專科醫師之間穿梭，卻仍在等待那位瞭解身心整合的專家現身。

身體與心念之間是如何連結的？西方科學家在此議題上，似乎已經走到死胡同。但是東方哲學，尤其是出自於瑜伽的科學所提出的一些見解，或許會出現我們所要的答案。因為瑜伽科學包含身體與心念領域的研究，而這兩項功能層次也僅是瑜伽研習所涵蓋的一小部分範圍而已。

自從遠古時代開始，許多瑜伽大師就花費大量時間做研究，試圖解釋人類存在各個層次之間的連結關係，他們發現，除了身體與心念之外，還有很重要的高階功能存在。例如，他們揭露並探索超越思緒的意識區，這一個較高且廣大的非概念性意識層次，只能藉由跨出我們日常的思考流程才能接近它。這種可以讓我們向內專注探索的技巧，就稱為「靜坐冥想」。

靜坐冥想可用來處理那些超越心智層次的生命運作功能（也就是人們所稱的「較高意識」）。然而，靜坐冥想並不是瑜伽唯一的面向；瑜伽還包括體位法（asanas），教導練習者如何去控制、調節及覺察自己的身體。此外，還有練習如何操控自己的心理功能，例如專注。瑜伽明白人類是一個多種不同層次的存在，包括身體、心念，以及超脫心念的意識層次等的綜合體。

但是到目前為止，在我們的討論中，忽略了另一個位於身體與心念之間的重要層次，因為根據瑜伽的說法，身體與心念並不會直接相互作用，它們是藉由一層具有獨特功能的中間層來產生相互關聯。西方科學家對此中間層的忽視，也許可以用來解釋為何他們對身心之間關係的理解如此含糊不清，並被「身心二元性」的論點卡住。四分五裂的學說造就出兩種格格不入、無法調和的學派：一派是心理學家或人本主義者，另一派是醫學專家或實驗室研究者。

死硬派的科學家確信，任何值得研究的東西必須是實體物質，如果他們想要研究人類的行為，就會局限在分析量測身體的動作、發聲，或個體的測試表現。如果他們自認是心理學家，就比較喜歡被貼上「行為科學家」的標籤，認為心念是不適合被研究的。這似乎是時代的潮流，然而在過去數十年間，訴求「整體健康」的運動開始推開更寬廣的覺察大門，讓少數醫學先鋒與研究人員踏入這扇門。

在東方，很幸運地，身心之間的關聯性已經被徹底探討，特別是靜坐冥想族群，他們發現這一構成身心相關的中間連接層有它獨特的特質，並且主要跟能量有關。

●生命的層次

西方科學的進展迫使我們緩慢卻很確定地接近這個觀點。我們逐漸發現，不可能只研究生理（physical）而不去覺察非物質現象（或稱「能量」）。我們藉由開始研究生理學，來終結對解剖學的研究；我們藉由開始研究器官之間的整合，來終結生理學，而這層次的生物作用總是跟能量有關。

牛頓物理學家只對機械動作有興趣，他們主要關心的是去瞭解：一個身體的移動如何與另一個身體相關聯，或如何受其影響。然而，到了二十世紀，電磁學變得極為重要，例如對核能的研究。越來越多科學家開始問：「物質與能量之間有何關聯？能量到底是什麼？假如我們看不見能量，且它又是非物質的，那麼探討能量是不是不科學？」很明顯地，能量至關重要，它促成我們的移動，它讓燈泡發亮。就在一世紀以前，我們完美的內燃機燃燒煤炭來產生蒸氣並推動活塞，而現今的機器變得更加精細，促使能量藉由通過最精細的積體電路來實現電子奇蹟，我們該如何去瞭解這個現象？

愛因斯坦抓住這個問題，並開創出「$E=mc^2$」這個答案來定義出能量與物質之間的關係，他又陳述能量與物質之間具有可互換性，物質可以被轉換成能量。它最戲劇性的應用，就是原子彈爆炸毀滅日本的整座城市。然而，愛因斯坦的方程式也敘述能量可以被轉換成物質，能量與物質之間的轉換流程是雙向流動的。

在梵文中，涉及能量的功能層次稱為「氣」（prana），幾世紀前的高深冥想修習者發現，不只身體與「氣」有關，「氣」還與較高層次的心念有關。

在日常生活中，我們憑直覺確認了心念與能量之間的關係。有時候我們體驗到無比的活力與清晰的思緒，有時候又經歷到「心靈枯竭」，缺乏心理能量。各種心理學派已經將這些現象制定出更精確的描述用詞，例如佛洛伊德就稱它為「性能量衝動」（libido）。

按照古老的瑜伽經典「奧義書」（Upanishads）的描述，人類生命的存在可分成多個相互連接，且有連續性的實質存在層次，包含身體（肉身層或食物層）、氣身層（能量層）、意身層、識身層及樂身層，這些不同層次的存在層層堆疊，假如心念希望影響身體，它就去改變能量或生命能量「氣」的流動來完成；假如身體想改變心念，也會藉由改變能量流的方式來完成，進而依序對心念產生影響。

「氣」被視為身體細胞與心念層次之間的重要連結，我們之所以稱「氣」為生命關鍵要素的原因，在於能量是生命與活力的基礎。當人在死亡之際，生命能量「氣」渙散，雖然軀體猶存，但「氣」已走了。在這裡，我們回歸到談「呼吸」一事，因為呼吸是「氣」的載具，當某人死了，生命能量離開他的身體，我們就說這個人「斷氣了」；當某人增加心理能量、提升創造力時，我們就說這個人「得到了靈感」（inspire，在英文中也有「吸氣」之意），在日常生活用語中，我們便已直覺地承認靈感、呼氣和能量，對生命及創造力的重要性。

但是，這項有關人類存在的關鍵領域，卻在西方對人類的研究中缺席。當我們停下來思考它，會發現這是一個奇妙的情境，因為如果說呼吸確實會影響身心兩方面，則呼吸的節奏及速度不僅會反映一個人的生理狀況，也必能對於創造出該狀態有所幫助；呼吸也是一個人的情緒與心理狀態的重要指標，因此我們可以從呼吸來判斷一個人的情緒與心理狀態。瑜伽士有時僅是單純地藉由觀察對方的呼吸品質，就能「讀取」對方的心理狀態。

我們經常面對如此顯而易見的資訊，卻總是會忽略它。某些簡單明瞭的訊息持續不斷發生，就像是在免費贈送出我們身心狀態的祕密一樣，卻沒有人注意到。人類最迷人的訊息被揭露廣播，卻沒人願意接收。

我們的思緒經常很忙碌，就如在腦袋裡面玩弄古玩一樣。我們將思緒視為最親密的寶藏，這無疑是因為我們的當務之急幾乎都壓倒性地與外在的物質世界有關，而思緒就是讓我們有意識地處理自身經驗，並與外在世界互動的手段。

然而，假如我們開始去覺察「氣」並研究它，會發現它就像身體和心念一樣複雜，例如，有不同特質的「氣」及不同的能量流動模式。這些不同能量在質與量上的差異都很大。

在奧義書裡，能量層被描述為身體內的第二層身體，稱為「氣身層」，它的形狀依循肉體的外形。當我們相互注視時，要是能夠看穿彼此的身體，便能感知到精微、充滿能量的氣身。

不只是生化物質在體內的腺體、血管及呼吸通道之中被推移，能量狀態的改變也同時發生，能量在一處被消耗掉，又在另一處產生或被儲存，從這一點流動到另一點，因此我們才稱之為「能量流」。假如我們可以退後一步去看看這些持續移動的景象，就能製作出整體能量的波動圖。即使我們大部分人沒能力做到這一點，仍然可以理解這些能量流動現象正不斷地在發生。

內在能量流是如此精巧與錯綜複雜，一些專家花費一生在探索它。在瑜伽的傳統古籍中，有整部書都在談論此議題，這些古籍描述「氣」有五大形態，每一種形態都各司其職。對於氣身層的剖析極為複雜，其中包含名為「氣脈」（nadis）的能量通道，而精微的生命能量就在氣脈中流動。

接下來的問題是，我們的「氣身」如何進行能量調節？如果我們知道這個答案，就能開發某些能力以有意識的控制它。瑜伽士聲稱，在控制能量流動方面，有許多變數會對能量控制模式產生影響。例如，當我們收縮手臂的肌肉時，全身的能量流都會改變以適應此新狀態。其中「呼吸」這項功能對於能量流有著最集中、最關鍵的影響。呼吸帶入氧氣以供給燃料並交換能量，其速度、節奏、路線及深度，都對身體能量的產生方式造成重大的影響，這又決定能量是否以規律頻繁，或是短暫爆發，或以長且和緩的波動方式，來建立為身心充電的脈動模式，如果我們可以畫出波動曲線，就可以描繪出某人在某一特定當下的充電輸入頻率及振幅。

呼吸流時時刻刻都支持著身體的運作，塑造能量流動模式。假如我們能抓住這個重點，可以理解呼吸的能量充電效應對於支持身體不同部位的新陳代謝流程之重要性，就能開始理解身體的生理活動如何被呼吸所創造，又是如何依賴呼吸流程。伴隨每一次呼吸，能量就以波浪形態流經身體，持續不斷地塑造並重組能量模式，構成「氣身」。

假如我們從這個觀點看生理學，會開始瞭解身體（到目前為止大部分人主要的關注對象）對內在基礎能量場而言，實際上是次要的。能量的流動，創造、支撐及維持了整個身體組織的運作。倘若能量模式大幅改變，身體也會隨之變化。假設能量模式的變動夠劇烈，身體可能會被徹底轉變得更好或更壞。

人的身體會改變，但通常僅是微小的改變。一部分原因可能是因為其能量模式已經定型並自我支撐，因為呼吸習慣通常深植於個人的生理系統中，且具有自主的動能。

然而，當每個人坐下來並有意地關注在呼吸上時，他們逐漸開始注意到身體功能的改變，在某些狀況下，甚至會改變身體的外貌。當人們經歷對能量流動有重大影響的生命體驗時，相同的情況也會發生。一次震驚、受傷或某種創傷的經歷，可能造成身體的改變，例如體重減輕、膚色改變或臉形與外形的改變。

如果因為能量模式的變動而造成身體某部位缺乏足夠的能量供應，則這個部位終將生病，甚至死亡，也可能造成生理機能退化或產生惡性腫瘤。某種疾病會開始變得明顯，是因為細胞組織若缺少了能量的供給便無法正常運作。換一個角度來說，假如某人的左腿被截肢，經過一段很長的時間之後，他可能感覺左腿仍然存在。有醫學報導指出，某些病人那被截斷的肢體仍然能夠感覺到疼痛的現象；病人可能感覺腿部不舒服或是放錯位置，因為斷腿處的能量結構模式需要經歷一段時間來重組。某些動物就有能力讓斷肢重生，這似乎就是根基於堅持讓能量流到已經被截斷的身體部位所造成。生理組織圍繞著隱藏在其背後的能量場而結晶重生。

在一片樹葉掉落之後，其能量模式仍然會完整地維持一段期間，這個現象已經被克里安攝影術（Kirlian photography）[1]所證實。若此種能量模式可以被維持的時間夠長，很可能掉落的葉子就會再長回去；事實上，某些植物的確有這種再生的能量。若少了支撐在其周圍的能量場，細胞又如何「知道」要從何處長起？

相同的原理也很明顯地發生在動物的世界：一顆受精卵在經過滋養

後，長成一隻完整的動物或一個嬰兒。我們傾向於將這個現象簡單地解釋為：是因為細胞分裂、再分裂，最終開始區隔出不同器官。但是問題是，它如何做到？某些細胞如何「知道」它該變成腦神經元、肌肉或骨頭？指引該細胞的資訊想必是隱藏在染色體內。然而，每一個細胞都具有相同的染色體結構。瑜伽的理論聲稱，答案就在於每一個細胞周遭都預先存在的能量場，是能量場讓細胞塑造成形。

假如「氣」能夠產生物質層面的現象，那麼我們接著下來該懷疑的是：是什麼東西在控制「氣身」？根據奧義書的說法，氣身層（**pranayama kosha**）是受到人類存在更深、更基本的意身層（**manomaya kosha**）所主宰。這層心念領域比氣身層更精微，更難以辨認、觀察與衡量。然而，你我每個人都能體驗出當下我們的心念正在行使其職責。

當我們考慮到這些瑜伽概念，便會發現人類似乎以某種方式銜接了身體與心念之間的神祕間隙。這些觀念和我們平常的想法不太和諧，卻又是真實存在的。為了要瞭解這個矛盾，我們必須更深入探討瑜伽士和西方人之間，對宇宙與人類的觀點差異。

譯注

[1] 克里安攝影術（Kirlian photography）：又稱「氣體放電顯像法」，讓相紙與物體直接接觸，再利用高電壓使物體的放電影像直接感光在相紙上。

宇宙的氣息

在這個科學時代，我們假設先有生理身體才產生出心念，心念是由身體發展出來的。根據這個理論，胎兒實質上並沒有心念存在，是在出生之後，才會逐漸發展出思想與意識。我們也以相同的觀點來看待宇宙。在遠古地球的某個地方，散亂的分子聚集在一起，生命就如此誕生。經過數百萬年以後，更複雜的生命形態進化了，最終出現具有意識與自我覺察能力的生物。

但是，古老的東方文明很早就存在著幾乎完全相反的不同見解。瑜伽哲學堅持，每一個層次的生命都是由**上一個**層次的生命存在進化而來。從意識層次產生出心念層次，從心念層次產生出物質宇宙。心念期待能以有形體的物質形式存在，因此演變出身體以遂行其願望旨意。

這是一個相當不同的世界觀，它意謂著我們存在的本質超越了物理及心理宇宙，也意謂著我們全都是一個不可思議的意識形式的外在展現，而此意識形式超越了我們較粗糙的身體層次的存在。我們都是從那裡來，也終將回歸那裡。整個宇宙從那個意識流出，也終將流回其源頭，猶如潮起潮落。

說來奇怪，一些天文學家也歸納出類似的結論。當然，這是因為天文學家的研究領域強力促使他們去對抗不確定因素；他們對宇宙地理的概念迫使其去處理那些令自己不太舒服的概念，例如永恆與無限空間。如果宇宙與時間都有盡頭，那麼請問超越盡頭的另一邊是什麼？突然間，我們瞭解到：人類以理性推理來衡量宇宙的存在，顯然是用錯了工具。

今天有許多天文學家相信銀河與星球是被拉開的，由一個密度更高的中心爆炸，星球體之間的空間正向外擴展中，這就是「大爆炸理論」。此學說又認為，在不斷擴張到某一點後，宇宙又會開始收縮，然後所有的星球、銀河將會被拉進另一個密度更高的中心，從那裡又會再次發生爆炸。

這種擴張與收縮的流程對我們而言似乎很熟悉，從某種意義來說，它無非是宇宙的吸氣與吐氣。假如我們能把握此「宇宙氣息」的基本擴張與收縮現象，我們存在的各個層次就可以和諧地發揮功能了。因緣際會，我們的意識顯現出來，變成具有物質形體的人類；最終又回歸到意識的本源。於是，就有人花費數十載甚至一生的功夫，深入研究呼吸流程的細微之處，以及它所代表的意涵。

●發展對呼吸的覺察

如何發展對「氣」層次的控制，對西方人而言似乎是非常神祕的玄學，若將眼光轉向東方，我們會發現它並不神祕。根據瑜伽士的說法，「氣」的原理既簡單又合乎科學，「呼吸的科學」的相關訓練之所以耗時，是因為我們的文化與習慣使得我們無法察覺到非常細微的自我存在。然而，對呼吸的覺察可以輕易地變成我們行動、感覺及思考方式等日常生活的一部分。

以你的左腳為例，平常你當然不會特別去擔心自己的左腳，在此當下，你或許不會去想：「喔，我這隻腳下一步該放在哪裡？」或「天啊，當我起床時，我會記得如何移動這隻腳嗎？」當你走路時，大概不會停下來想：「現在，在右腳之後要伸出左腳，接著出右腳，再出左腳，而且我應該記得要抬高腳趾頭，不要讓它們在地上拖。」你很少會想到自己的左腳在何處，然而你卻不擔心會將它放錯地方。從某個角度來說，你在讀這本書時，可同時與周遭的人互動、聽電話，你的左腳卻仍然跟得上，真是很了不起。

這可能是源自於你已經年累月地使用你的腳。但你可以回想一下，小時候在學走路時並不容易，我們耗費數年功夫才把它學對。我們都是從試著把腳放到嘴巴裡開始嘗試：我們可能擺動自己的腳趾頭，並在我們咬它時感覺到痛。經過一段時間的錯誤嘗試後，我們終於學會了走路，不久之後，我們甚至不必再去想到它。

將呼吸視為同類的事，有助於我們對它的理解。就像走路一樣，呼吸系統現在正全自動運轉中，然而，呼吸也是我們可以經常覺察的生理機能。專精「呼吸之學」（svarodaya）的瑜伽士聲稱，他們可以覺察到自己的每一次呼吸。

最重要的一點是，瑜伽科學的關鍵在於，呼吸是我們所有生理機能中，唯一可以自主運作或由意識控制的生理機能。個體可以控制呼吸，任意做出所希望的呼吸方式，或者也可以完全忽略它的存在，身體仍會自動進行呼吸。若缺少呼吸，我們的身體便無法運作，所以當我們捨棄對它做有意識的控制時，我們心念中無意識的那一部分就會接手，啟動反射性的呼吸機制。在此情況下，呼吸就會由大腦中最原始的部分所控制，那是我們無法覺察的無意識領域，它經常受到我們極少或毫無覺察的情緒、思緒及感覺的影響，因而會干擾及破壞呼吸的節奏。當我們不再有意識的控制呼吸時，呼吸即有可能會變得不連續、急促和不規律。

當然，同樣的狀況也會發生在你的左腳。有時候，人們會因為不良習慣而造成腳部問題，假如你選擇忽視左腳，不去感覺「喔！我的外側鞋墊壓力很大」，也不去做調整，只是一如往常地繼續走路，最終你的腳可能會扭曲變形。然後你就要付一大筆錢給足科醫師來教你如何做足部復健，慢慢地恢復你對腳部的覺察，並治療它，讓它恢復正常功能。

相同的事情也會發生在呼吸上，你可以選擇讓它依本能自己呼吸，造成對身體及心念的傷害，你也可以選擇控制呼吸，讓它成為你經常覺察的一部分，並協調地運作。一旦你將呼吸整合到自我覺察的一部分時，就會對一直以來的呼吸方式感到訝異。

一個受過傷且長時間未走路的人，可能會養成疏忽自己下半身的習慣，因平日只靠腰部以上的部位過活，腰部以上很靈活，腰部以下則是癱瘓。當這些人想要恢復受傷的下半身功能時，必須接受長期復健，重新學習如何使用他的腿。首先，他必須重新延伸自己的覺知回到雙腿上，這得經過辛苦的鍛鍊，因為他已經習慣從心理層面否定、忽略、切除這一半的身體。

當我們開始學習控制呼吸時，也會碰到同樣的問題。我們得帶回對已割除部分的覺知，並逐漸地重新整併入我們的意識中。我們越能將它轉變成經常自我覺察的一部分，它就越能變成我們自身生命重要的一部分。

在此時，調息（pranayama）的教導這件事，開始變得合理。藉由經常的自我覺察與體驗，即能發現並感覺到當我們從左鼻孔或右鼻孔呼吸時的差異。你會注意到當呼吸從以右鼻孔為主，轉移到以左鼻孔為主時，我們的生理與心理調性也會同時轉變。舉例來說，如果我們在吃午餐時左鼻孔較為活躍，將發現食物不如平常的可口。瑜伽經典說，當我們用餐時，必須確認右鼻孔保持暢通活躍的狀態。由於情緒與呼吸息息相關，因此藉由改變呼吸的節奏，也可以改變情緒的齒輪。這些是我們時時刻刻都可以嘗試、實驗的練習，藉此，「呼吸的科學」不再只是理論，而是變成實用的體驗，能大大地豐富我們的自知之明。

這種覺察是逐漸產生的。這種自我探索要藉由幾個階段，包括對「氣」運作機制的理解、有規律地練習呼吸覺察，以及呼吸練習。其成果是重新喚醒那個我們之前不知道就在那裡的、那部分的自己，那個從前我們未曾睜眼認識的生命存在之全新面向。「呼吸之學」教導我們向那個賦予我們生命並形塑我們存在所需的生命能量，打開我們內在的覺察。

Chapter 2

呼吸與胸腔：呼吸的運作機制

——艾倫·海姆斯醫師

在人類的基本生理功能中，很少有像呼吸這樣不受到現代人的注意，例如，每個人都知道心臟的重要性，主要是因為冠狀動脈疾病的流行。對消化器官問題的重視也很明顯，主要來自撲朔迷離的助消化治療劑。相較之下，除了吸菸相關的疾病之外，呼吸器官被大部分人忽視了。如果考量到任何人都可以輕易調節呼吸的流動，而對一般人來說，要控制其他內部器官的運作大部分遙不可及，這實在是令人驚訝的結果。

然而，呼吸動力學的知識不需持續籠罩在無知底下，經由瞭解一些有關呼吸流程的運作方式，及其如何與身體和心念互動的基本原則，一個人可以輕易獲得前所未知的、生理與心理機能方面的清晰且實用的慧見，因為經由肌肉運動來輸送空氣進出身體，僅僅是呼吸流程中最粗糙的部分。呼吸的效應延伸至心臟與肺臟的工作，以及精微的生理互動作用，例如維繫身體能量製造的分子活動。

細胞呼吸

所有的生物體，例如人體、植物或動物等，都是由名為「細胞」的眾多微小生命單位所組成；就是這些細胞，以及它們組成的特別細胞組織與器官，才構成身體。而身體的每一個細胞，也就是全身的生命，都需要依賴持續不斷的能量供應，才能存活下去。

通常我們想到的能量來源，就是我們所吃的食物，並以碳水化合物、蛋白質及脂肪的方式供給能量，然而事實上，這些營養成分在被轉換為細胞可以利用的形態之前，是毫無用處的。換句話說，當人們說我們在體內「燃燒」碳水化合物，這是什麼意思？假如碳水化合物在我的身體組織內燃燒，為何我的脂肪沒有滋滋作響？燃燒的煙到哪裡去了？假如我在一間暗室裡很努力的運動，我的身體是不是應該會因為燃燒碳水化合物而發光？我們經常說人體有八十八％是由水所組成，那我又如何在如此潮濕的情況之下燃燒碳水化合物？因為在我們的經驗中，即使木頭有一點潮濕，也會讓營火點不起來。

在火焰中，能量以熱與光的方式被釋放。其化學反應牽涉到燃燒含碳的物質，假使燃燒的效率夠好，結果就是形成二氧化碳、水和煙灰，並釋放出能量。

火焰所釋放的熱能可以用來驅動諸如蒸汽機的機器，但是汽車引擎則由更快速燃燒的流程來驅動；汽油在燃燒室內爆炸，並由數個汽缸內協調良好的爆炸來推動轉軸，接著再轉動汽車的輪子前進。

那我們的身體又是如何駕馭能量的？細胞必須要有能量，但它們不是從爆炸而來。相反地，所有的有機體活動，可以視為由一個緩慢燃燒的爐子來供應所需的能量，而這座火爐藉由持續供給的燃料（養分），緩慢結合氧氣（燃燒）以釋放能量。在一個快速燃燒的系統中，空氣中的氧氣快速與燃料結合，產生輕易可見的燃燒結果。燃燒的產物包括：二氧化碳、水、熱與光，而在快速燃燒的系統中，反應可以很激烈，例如煙火爆炸。然而，當燃料被較緩慢地消耗時，能量就會以較緩慢的速度製造出來，產生一個穩定的火焰。倘若燃燒的速度極慢，就可能完全看不到一點可見光。生物系統，所有活著的有機體，都是以極慢的速度燃燒燃料。

從生物學的觀點，我們所使用的燃料，來自於我們所吃的碳水化合物與脂肪，此能量的釋放必須在特殊環境下發生，以確保安全可靠。這就是為何此一燃燒反應發生在細胞內名為「粒線體」（mitochondria）的次單體的緣故。粒線體包含一系列特殊的蛋白質分子或酵素，名為「細胞色素氧化酶系統」（cytochrome oxidase system），它將食物氧化後所釋放出的能量，傳送至名為「三磷酸腺苷」（ATP）的儲存分子做儲存。ATP在大自然中是極為常見的生物系統，可被視為細胞儲存能量的基本單元，它能在身體的細胞內傳送能量，進而維持細胞正常運作所需的化學反應。

真正的呼吸過程其實是發生在細胞內，在那裡，養分與氧氣混合燃燒以釋放出能量。鼻子、氣管、肺臟、循環系統及伴隨的肌肉全體總動員，從周遭的空氣輸送氧氣到每一個細胞。在決定氧氣供應（也等於是能量供應）方面，每一個器官都扮演重要的角色，以確保身體內各個階層的細胞都能獲得充分的氧氣供應。所以，任何這些系統的功能改變，都可能會改變全身的能量產生過程。

肺與循環系統

為了讓細胞有氧氣可用，空氣中的氧氣經歷了一段有趣的旅程，經由肺臟、循環系統，最終抵達細胞本身。

在空氣從鼻子進入胸部的過程中，它會先碰到通往肺臟的主氣道，也就是氣管。它是一個平滑、管狀的結構，從喉嚨底部開始，分裂成兩條較小的管子，供應個別的肺葉。這些空氣通道又稱為「支氣管」，如同樹木的大樹枝一樣散開，然後尺寸不斷變小直到極微小。在經過大約十五層的分支後，氣管變成了微小的細支氣管，且每一個細支氣管的終端為一連串極為微小的氣囊，名為「肺泡」。這些氣囊的尺寸如此之小，使得肺臟在肉眼看起來像是一個實心、多肉的器官。事實上，肺泡更像是氣泡，具有極薄的肺泡壁（僅有一個細胞的厚度），而且這些細胞也很小，呈薄膜狀，氣體的交換就在此處發生。

環繞著這些肺泡的是一個微血管網絡，它的毛細管是如此的薄，以至於血液細胞實質上必須擠身穿過。空氣中的氧氣從鼻子或嘴巴移入氣管，通過支氣管系統，最後進入肺泡，並透過肺泡四周的毛細血管被吸收到血液中。

要讓氧氣與血液交換流程有效率地發生，最理想的狀態，應該要在毛細管內流動的血流量（以吸收氧氣），以及藉由呼吸帶到肺泡的氧氣濃度之間，取得平衡。旁觀者可能會依常識說：「這不是顯而易見的事嗎？」但是，肺臟的生理機能顯示，血液並非均勻地分布在整個肺臟區，它會受到重力的影響，當站立時，肺臟下半部的血液量會多於上半部的血液量。但是，氣體在肺臟的上半部較能自由地進出肺泡，因此，氧氣交換的流程並不如乍看之下那麼有效率。除了肺臟的補償反射（compensation reflexes）作用，可以降低無效率的氣體交換機制，採用我們慣用的呼吸方法亦能幫助達到這個目標。

支氣管樹

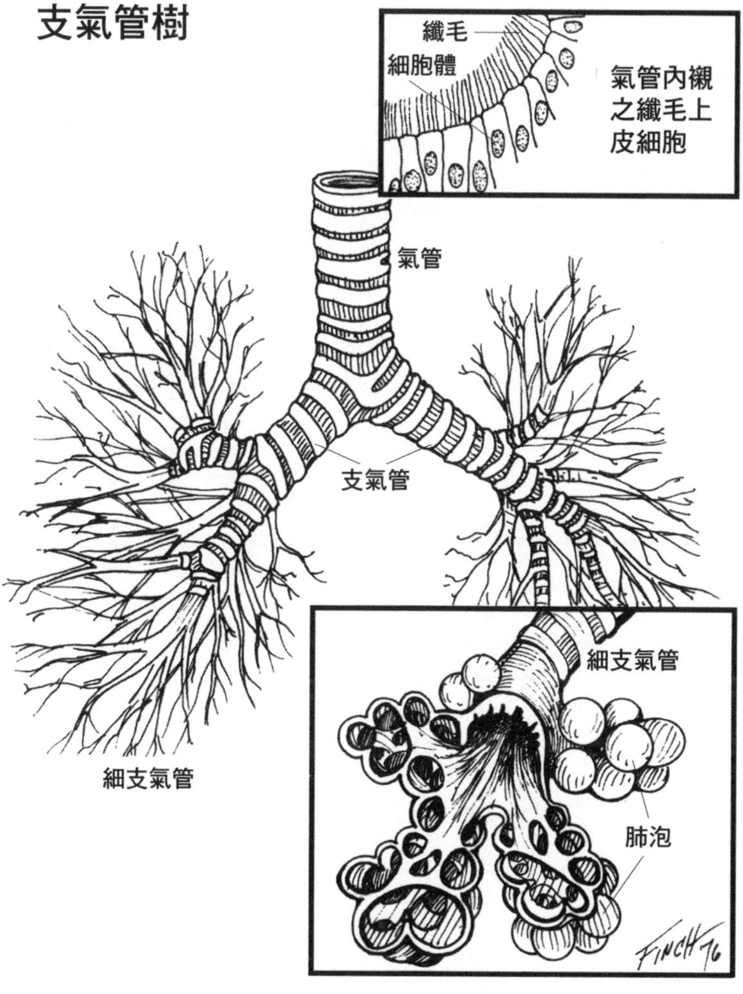
纖毛
細胞體
氣管內襯
之纖毛上
皮細胞
氣管
支氣管
細支氣管
細支氣管
肺泡
FINCH 76

如果肺泡有所損傷，例如因為吸菸所造成，則會使肺泡的交換效率更低落。假如許多微小肺泡的內膜壁破裂，原本多個小氣室的區域會變成一個大口袋，肺臟組織看起來就像有個肉眼可見的洞，此時，可讓氧氣與血液接觸的（原本）巨大表面積便會急劇地縮小，進而產生肺氣腫；這種情況都是在多年間緩慢發生且無任何徵兆，它經常肇因於有毒的氣體（如吸菸）進入肺臟，進而破壞脆弱的肺泡膜壁。

導致肺氣腫的最普遍原因就是吸菸，這個問題讓數以百萬計的美國人深受其害，每一位吸菸者或多或少都有肺氣腫的問題，但是因為肺泡具有巨大的面積可用於氧氣交換，因此大部分人於吸菸初期都未能在生活如常的情況下，察覺到這個問題。多數人的肺臟擁有約三億個肺泡，如果將它們壓平並相連排列，面積足以覆蓋一個單房公寓。只有當其表面積劇烈減少時，人們才會發現自己無法進行有效氣體交換以獲得足夠的所需氧氣。他們通常在做運動時感覺到「呼吸短促」，才會注意到這個問題。

當氧氣一旦進入毛細血管後，就會被兩種基本的機制輸送：一是被紅血球裡的血紅蛋白分子綁住，二是直接溶入血液中。幾乎所有在血液內被輸送的氧氣，都是由血紅素分子攜帶。血紅素分子由四個蛋白質鏈組成，附在一個鐵原子上，此鐵原子會吸引氧氣，幫助輸送氧氣至全身。當氧氣附著到此鐵原子時，含氧的血就會變得如火一般紅。另外，血紅素也會在回到心臟與肺臟的途中，撿取二氧化碳（細胞廢棄物），兩相結合再加上缺氧的情況，會使得血液出現偏藍的顏色。這也說明為何動脈血鮮紅，而靜脈血偏藍的緣故。

在正常情況下，只有氧氣和二氧化碳吸附在血紅素上。然而，環境中的其他氣體也會經由肺部進入血液並吸附在血紅素上，最常見的就是來自香菸煙霧及汽機車排氣所產生的一氧化碳。一氧化碳對血紅素的親合力是氧氣的兩百四十倍，一氧化碳會很快地吸附住血紅素，並將它帶離氧氣輸送系統，造成能攜帶氧氣的血紅素數量下降，產生類似貧血的情況。在任何時刻，吸菸者的血紅素有五％至十五％被一氧化碳綑綁住，甚至在他們沒吸菸時也是如此。

事實上，問題還不僅如此，因為一氧化碳也會造成動脈硬化或其他動脈硬化方面的疾病。雖然在臨床實驗上已有紀錄，但是一氧化碳會造成此疾病的確切機制仍未被完全理解。吸菸者死於心臟病及心肌梗塞的機率為非吸菸者的三到五倍。

一旦血紅素帶有氧氣，它仍必須被輸送到全身各處，以供應氧氣給每一個細胞，其驅動力量當然來自於心臟。心臟分成兩個心室，右心室將帶著二氧化碳回流的靜脈血打入肺泡周遭的微血管，來進行氣體交換，然後這些含氧的動脈血再藉由左心室被配送至全身各處。當含氧血在路途中接觸到細胞時，它就會移動進入不斷變小的管子，直到紅血球擠過類似肺泡周圍的毛細管。環繞在身體其他部位細胞的毛細管，進行著類似在肺部發生的氣體交換，只是這次是在血紅素與細胞之間，同時，細胞內的二氧化碳廢棄物會和紅血球血紅素中的氧氣互換，消耗血中氧氣，將它轉變成藍色。這些靜脈血會流經逐漸增大的靜脈，最後回到右心室，曲折回到肺部，再重複另一次循環。

呼吸的機制

前面一節所討論的呼吸系統，例如：分子互動、顯微輸送及體內解剖等，並非一般人容易見到的層面。現在我們將討論的焦點轉移到更接近身體表面，以瞭解這些結構是如何組織和運作來推動空氣進出身體。

當我們審視身體時，可以將身體解剖成數個明顯的部位：四肢、頭部及軀幹。每一個都自成獨特的單位。因為軀幹容納了負責推動空氣進出身體的數個器官，也是幾個主要負責輸送氧氣的器官之所在，因此在討論呼吸的機制時就以軀幹為中心。

我們可以將軀幹再分成三個區塊：胸腔，內含心臟與兩個肺臟；腹腔，緊鄰著胸部的下緣，由一片橫膈膜肌肉相隔開，內含消化器官；最後是骨盆腔，是髖骨以下延伸到軀幹底部的區域，內含排洩及生殖器官。本文在論述時，是將骨盆腔視為腹腔的延伸。

假設我們把軀幹內的所有器官除掉，只剩下骨架、肌肉和皮膚，軀幹看起來就會像是一個略為壓扁了的圓筒，因此從橫切面看去，它左右的寬度會大於前後的深度。脊椎骨架（脊柱）在背部垂直延伸，和軀幹的「圓筒」內那條長的中軸線平行，是整個軀幹的支撐結構，其他的組織和器官則是依此架構而聚為一體。脊柱本身包含一些較小的骨頭，名為「椎骨」，它們彼此堆疊，椎骨之間以椎間盤的緩衝組織分隔開來。在軀幹範圍內的首十二節椎骨是胸椎骨，每一塊胸椎骨都跟一對肋骨連結，左右各一根。每對肋骨都是彼此平行分布，並且往前、往下方彎曲。前十對肋骨在身體中線會合，並且與胸骨結合，形成了所謂的肋骨籠。每根肋骨和胸椎的連結處都是一個小關節，如同一個鉸鏈，所以肋骨能稍微移動，有點像是彎曲的水桶提把在移動。每根肋骨前與胸骨連結，後與脊柱連結，形成了軀幹圓筒內的胸腔部分。

形成胸腔的彎曲肋骨，每一對的長度由上至下會逐漸增加，所以胸腔的下緣是最寬的部位。貼附在下方肋骨、胸骨與脊柱的，是一塊強固、扁平狀的肌肉，名為「橫膈膜」；它將軀幹的圓筒分隔成兩個上下相疊的較小圓筒，胸腔在上，腹腔在下。腹腔圓筒的範圍包括了：(1)脊柱及支持脊柱的肌肉；(2)骨盆腔的底緣，這兩者相對固定，較沒有彈性；以及(3)分布在腹腔內，位於橫隔膜表層正下方的器官，它們有一部分會延伸進入胸腔。腹腔前緣及側方，是由好幾片從上方肋骨延伸到下方骨盆的重疊肌肉所形成。

分隔胸腔與腹腔的那層橫隔膜，在休息狀態時並非平坦的，而是有如降落傘或是圓拱頂般地突起在胸腔的空間中。也因為如此，從身體外表不能直接觀察出它的動作，我們要根據它的移動對身體組織所產生的影響，才能推斷它有所活動。

緊鄰橫膈膜之上的是左右肺葉，心臟就依偎在兩肺之間。實際上，肺臟並沒有真正的直接接觸橫膈膜，因為肺臟被兩層很薄、名為「胸膜」的組織所完全包覆。在正常情況之下，這兩層胸膜會彼此接觸，其間有少量的胸膜液提供潤滑和保濕的作用，因此，兩個胸膜層能自由地彼此摩擦滑動。

裡面的那一層胸膜將左右肺葉的外表完全包覆，而外層胸膜則覆蓋了胸腔的內壁表面，也覆蓋了胸腔內側下緣的橫膈膜。由於兩層胸膜如此相互緊密接觸，因此只要胸腔壁或橫膈膜有所移動，就會傳動至肺部，反之亦然。假如，橫膈膜往下移動或是肋骨往外擴張，肺葉

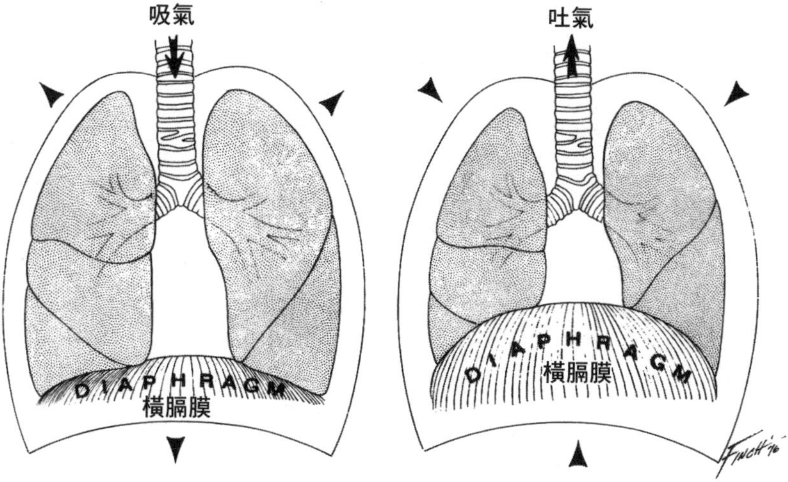

也將隨之擴張。事實上，這就是空氣會流入肺中的兩個主要機制。

當環繞肺臟的結構擴張，拉動了肺臟跟著擴張，空氣就會流入肺臟。這所產生的吸力會將空氣從上呼吸道吸入氣管、支氣管，進入肺泡。這就是吸氣的過程。

我們可以再次將胸腔空間想像成一個圓筒，就可以藉由以下三種呼吸法的其中之一，來增加圓筒的容量：將圓筒底部的橫膈膜向下延展、將胸腔壁向外擴張，或是將圓筒的頂端向上拉。這三種呼吸方式分別是：橫膈膜式呼吸法、胸式呼吸法及鎖骨式呼吸法。後文會提到，當我們用瑜伽完全呼吸法，做最大容量的呼吸時，這三個階段的呼吸方式就會依序發生。

所以，橫膈膜式的吸氣法，就是橫膈膜向下帶動而完成的吸氣。要如何進行呢？橫膈膜跟所有的肌肉一樣，都能採取兩種狀態：一是主動的收縮狀態，此時個別肌肉的纖維縮短；二是被動的放鬆狀態，此時肌肉纖維伸展到最大長度。當處於這個放鬆狀態時，橫膈膜的形狀就如同一個打開的降落傘，其圓頂表面向上鼓起。當橫膈膜收縮時，由於個別的肌肉纖維收縮，就不再「鬆弛」。而因為橫膈膜與胸腔圓筒的邊緣是連結的，當橫隔膜縮小體積到極限時，形狀就會由圓拱變成圓盤。這會明顯地增加胸腔空間的容積。但是，在橫膈膜往下移的同時，腹腔空間的容積將會縮小，假如此時腹腔壁是放鬆的，它將被往外推，以維持腹部器官原本所需占用的容積。

在上述三種呼吸類型中，橫膈膜式呼吸法是生理上最有效率的。因為在肺部內循環的血液主要集中在肺部下方，也就是重力發揮作用的部位，而這種呼吸法中的肺部擴張也主要是在下方（雖然整個肺部多多少少都會擴張）。由於呼吸的目的之一是讓毛細管內的血液與空氣接觸，所以橫膈膜式呼吸法在肺部直立時非常有效率。有趣的是，嬰兒和幼童只會使用橫膈膜去呼吸，因為他們的胸腔骨骼結構要到了出生之後多年才會成長完全，在此之前，小孩子是無法做胸式呼吸的。

第二種將空氣吸入肺部的主要方式，就是擴張胸部的直徑，它要用到連結肋骨與脊椎骨的微小關節，並由名為「肋間肌」（intercostal，拉丁文，意思是肋骨之間）的肌肉來執行此功能。許多人對肋間肌的認識是經由食用燒烤肋排而來，肋間肌就是肋排之間的「肉」。這種肌肉有內外兩層，外層肌肉的分布方式就是為了要讓肋骨以它們和脊椎連結的關節為頂點而向上與向前搖擺。這就能增加胸腔的直徑，肺臟隨之而擴張，將空氣吸入肺泡並充滿新創造出來的空間。而內層肋間肌則執行完全相反的功能，是將肋骨往下往內拉，造成肺臟的體積縮小。

胸式呼吸法能將空氣填充在肺部的中間與上半部，但是它的效率就不如使用下半部來得高。當身體處於直立姿勢時，由於重力的自然作用，大部分血液是在下肺部區域，如果僅靠擴張肋骨來呼吸，空氣與血液的混合就相對不夠充分。採用胸式呼吸時，也需要更加用力，其血液與氧氣的混合效果才能與緩慢、深沉的橫膈膜式呼吸相比。因為要更加用力，就也需要消耗更多的氧氣，導致呼吸需要變得更加頻繁。最後，因為需要將更多的血液循環到肺部，因此增加心臟的工作負擔。心肺系統會操勞到什麼程度，與你使用何種呼吸方式有直接的關係。

第三種吸氣類型稱為「鎖骨式呼吸法」，它僅對於需要在短時間內獲得最大量空氣時才有意義，例如在從事激烈運動時。之所以稱為鎖骨式呼吸法，是因為在吸氣到最飽時，兩邊的鎖骨會被輕輕地拉起來，因此移動擴張並拉長胸腔圓筒的上部，連動拉長了肺部的頂端。一般只有當身體對氧氣的需求量很大時，鎖骨式呼吸法才會被派上用場。

這三種吸氣類型可以整合為單一、平順的呼吸法，以達到深呼吸的最大功效，這就是瑜伽的完全呼吸法，可同時用到橫膈膜、胸腔及鎖骨三個階段的呼吸。啟動瑜伽的完全呼吸法時，要先收縮橫膈膜，使下肋骨輕微擴張，以及上腹部突出，因而讓下肺部區域得到氧化。然後，當繼續吸氣時，肺部中段開始擴張，胸腔往外移，進入第二階段。當吸氣似乎到了最後階段，可以讓鎖骨稍微地抬高，以擴張肺部的頂端，如此可以吸入更多的空氣。吸氣的每一個階段都依序對應肺臟的某一特別區域。

等到所有的肺部空間都充滿空氣之後，又要如何清空它呢？是什麼導致吐氣？答案是：放鬆。每個人都有嘆息或是完全放鬆、被動地深深吐一口氣的經驗。在吐氣的過程中，不是靠收縮任何肌肉將空氣推出去，肺臟彷彿是自己將橫膈膜與胸腔壁往內拉。實際上正是如此。肺臟表現得就像它們有彈性，一旦原擴張力量被釋放後，肺臟就縮回原來的尺寸，如同氣球放氣後恢復到原本的大小。

這種彈性回縮的原因很引人入勝。就像氣球一樣，肺臟的組織裡有一些彈性纖維，但最重要的是，這種彈性跟數以百萬計的微小細胞圓囊（肺泡）息息相關。每顆肺泡內面都有薄薄一層的、含蛋白質的液體膜，名為「表面活性劑」，這是隱藏在肺部組織彈性特質背後的祕密，因為表面活性劑與其他能產生表面張力的液體具有一種共通的特性。這個特性可以從觀察肥皂泡泡來解說，泡泡的膜壁是液體，成分主要是水，有一些肥皂溶在其中，當一個人吹泡泡時，拖長的尾端忽然斷去而形成一個球體，同時肥皂水的表面層會有一股聚力將它拉在一起以形成最小的面積，從三維空間來看是一顆圓球。因為有表面張力，所以能維持圓球形。基於同樣的理由，水珠與其他液體自然會形成一個圓球形。

在肺臟中，表面張力的作用很重要，因為其大部分面積都被表面活性劑所覆蓋。為了讓吸氣能發生，所用到的肌肉必須能克服表面張力的影響以擴展肺部。一旦肌肉放鬆，表面張力的阻抗消失，肺臟就縮回去了，然後胸腔和橫膈膜跟著縮小。當然，肋間肌與腹肌也可以幫助增強吐氣的力量，來加速或深化此流程，但是，肺臟的自我捲縮能力才是吐氣功能的重要關鍵。只要橫隔膜還能作用，即使其他呼吸肌肉都癱瘓了，人仍然可以不經儀器協助而自行呼吸，便是因為表面張力能提供橫膈肌足夠的阻抗來維持自主呼吸。

這可以說明為何放鬆的橫膈肌會如同降落傘一樣往上鼓起，而不是被重力所拉引而垂入腹腔。當呼吸肌放鬆時，肺臟內的表面張力讓肺臟保持收縮。這個力量比重力還要強，橫膈膜因而繼續得到支撐，會被肺臟透過胸膜層而將它往上拉。有趣的是，橫膈膜移動與重力之間的相互作用，會受到我們姿勢的影響而有很大的差異。假如身體是直立的，重力的作用會將腹腔內的器官、橫膈膜與肺臟都往下拉，因而方便阻抗肺臟的彈性捲縮力，在吸氣時幫助橫膈膜向下移動。

當一個人仰躺時，橫膈膜會變成與地面呈垂直，會將腹壁往上推，在吸氣時，橫隔膜就需要多加施力以便收縮。吐氣時，放鬆橫隔膜，重力則會將隆起的腹部向下拉，腹腔內的器官不再受到橫膈膜的推擠去阻抗重力，反而去推擠放鬆了的橫隔膜，因而幫助橫隔膜恢復到其原本的休息位置。在此姿勢吸氣時，肌肉幾乎不用施力，或只需稍稍施力，去平衡橫膈肌的收縮作用。

當橫膈膜已經處於休息的位置狀態，若要做到完全呼氣，運用肌肉的方式就和做完全呼吸時相反，唯一的例外是這兩個情形都不再動用到橫膈膜。因為肌肉只能朝一個方向收縮，若要朝相反方向運動，就需要用到另一個肌肉或是力道。我們回顧一下在做瑜伽的完全呼吸時所發生的三階段呼吸方式，呼氣時，它要用到三套相反的力量才能完全地呼盡。有幾塊肌肉是連結到鎖骨，為了做一次完全吸氣和吐氣的循環，我們可以清楚地劃分哪些是用於提升或壓抑鎖骨的肌肉群。同樣地，外層肋間肌與內層肋間肌是成對的，在胸式呼吸的階段，每一群肌肉的動作和另一群肌肉的動作是相反的。

然而，橫隔膜沒有與其他肌肉群配對，可藉此產生相反方向的肌肉收縮，卻有另一套肌肉發揮作用而達到類似的效果。那就是腹部的肌肉，也就是由四層呈十字形交錯的肌肉所形成的腹部前壁與側壁。在吸氣時，橫膈膜將腹腔內器官往下推，造成腹部向前凸起。在吐氣時，腹壁收縮，將腹腔內器官往上推，頂住放鬆了的橫膈膜，因而壓縮並清空肺部。

●呼吸習慣

我們已看到呼吸流程對生物體各個層面造成影響，包含從三磷酸腺苷（ATP）被氧氣充電的細微分子相互作用，到將空氣推進出肺臟的生理運動。在這些層面中，最明顯、也最易辨認的，就是胸腔與腹部的生理動作。所謂呼吸，便是將空氣帶進出身體，而胸腔與腹部的動作就是決定呼吸過程中傳送氧氣的量及方式的必要第一步。

很明顯地，有多少空氣量被帶進體內，是很重要的。如果空氣量不足，氧氣量就不足以滿足身體的能量需求，將導致細胞機能減緩、停止、最終死亡。較不明顯但非常重要的，就是呼吸流程的品質，也就是空氣被吸吐的方式。確認呼吸方式是否為橫膈膜式或胸式、連續、有規律節奏或不規則等，對決定一個人的生理與情緒狀態至關重大。藉由觀察單次或一段時間的呼吸品質，可以判斷出其呼吸模式或習慣。每個人都曾經歷某些跟疼痛或激動情緒有關的呼吸模式變動。哀傷時的哭泣、驚嚇時的喘氣，以及憤怒時呼吸的顫抖等，都是我們所熟知的情緒如何影響呼吸的情況。相反地，我們也可以延伸呼吸與情緒之間的這層關係，藉由改變呼吸模式來改變一個人的情緒及生理狀態。

在每日的活動中，大部分人主要採用橫膈膜或胸腔混合式呼吸。瑜伽的完全呼吸法可以在短時間讓吸氣量極大化，或是在從事重度勞力活動、對氧氣需求量很大時採用，但是這種狀況較少發生。

在多種呼吸法中，最適合每天放鬆呼吸的方式就是橫膈膜式呼吸法，在進行此呼吸法時，我們專注在下肺部、受重力影響的肺部區域之擴張，在那裡，氧氣的交換可以很有效率地進行。橫膈膜式呼吸不只適用於成年人，事實上對幼兒來說，橫膈膜是他們呼吸時唯一使用的肌肉。

橫膈膜式呼吸除了提供最有效的呼吸模式之外，當橫膈膜收縮時，會將腹部器官向下、向前推，產生有規律且輕微地壓縮及按摩腹部器官，促進循環。

橫膈膜式呼吸法不僅是絕佳的呼吸模式，還可做為某些異常機能的治療工具。例如，橫膈膜式呼吸法被證明對原發性高血壓（不明原因高血壓）有利，這個發現特別令人興奮，因為在美國有許多因心臟病造成的死亡都跟高血壓有關。將橫膈膜式呼吸法配合放鬆呼吸練習，對焦慮症的改善有顯著的效果，而且是毫無副作用的另類療法。這種簡單、安全、經濟的方法可以當作正規治療的輔助療法，值得做進一步的研究。

第二種呼吸方式是胸式呼吸法，它在現代社會中極為常見。這種呼吸法主要靠胸腔壁（而非橫膈膜）的移動，擴張主要集中在肺臟中段，因此，氣體交換效率比橫膈膜式呼吸法差。證據顯示，相較於橫膈膜式呼吸法，焦慮症經常與胸式呼吸有關。有許多治療師，尤其亞歷山大・羅文（Alexandar Lowen）的生物能量學院特別強調呼吸的重要性，他們發現有許多人的橫膈膜呈現「凍結或凝結」狀態，以應對侵略性行為的恐懼及其他激動情緒，避免讓他們失去意識。因為許多心理醫師認為，性、恐懼、侵略性情緒等都與下半身有關，而硬化橫膈膜可以隔離下半身的感覺，將這些負面情緒推出覺察之外。

胸式呼吸也被暗指與社會對身體形象的通俗審美觀有關。正常橫膈膜式呼吸法在吸氣時會將腹部往前推，但是很不幸地，突出的小腹並不符合現代社會流行的審美觀。運動員的寬肩膀、倒錐形的細腰，以及如滴露體形的美女出浴圖，代表當代社會審美觀的縮影，有許多人因此挺出胸膛、收縮小腹，讓身體呈現緊張狀態，因此限制了橫膈膜的運動，如此可能導致更依賴胸式呼吸來供應身體充分的氧氣需求，造成胸腔與腹部慢性緊張。

為了探索焦慮症與胸式呼吸的關聯，生理反應機制也被檢視。每當我們面對生理或情緒壓力時，例如運動賽事、情緒危機或是碰到無法避免的意外事故，我們的身體就會增強它的防衛機制，並準備好以「戰鬥或逃跑」來應變。我們都經歷過這種生理反應，它的特質就是：手掌心冒汗、心跳加速及劇烈的焦慮，這些反應的協調工作都是經由自主神經系統來完成。這些神經網絡不需要我們輸入指令就可以順利運作，可自主控制內部器官及組織（例如：心臟、肝臟、腎臟與腸子）。

從解剖學及生理學觀點來分析，自主神經系統可以分成兩條分支：副交感神經系統與交感神經系統。前者與控制休息活動有關，例如降低心跳速率、加速消化、啟動身體的清潔淨化流程等。相反地，交感神經系統則負責調節較活潑、外在活動導向的功能，例如牽涉到對緊急狀況的反應或體育競賽等。當交感神經啟動時，心跳會加速，血液會從消化與排泄器官分流調回到四肢肌肉中，準備面對挑戰，做出耗費體力的行動。交感神經系統與副交感神經系統之間的平衡與否，決定當下自主神經系統的實質整體狀態。

呼吸，也是接受自主神經的控制，在「戰鬥或逃跑」的反應模式下變得更急促，即使先前皆以橫膈膜式呼吸為主，在此情況下，胸式呼吸似乎更能滿足對增加氧氣量的需求。假如預期的事件結果是身體活動，那麼身體會準備好釋放出儲存的能量；假如不是身體活動的話，那麼跟焦慮有關的換氣過度會經常發生。在此狀況下，由於過度呼吸，更多的氧氣在血液中被交換，假如沒有身體活動去平衡過多的氣體交換，且「紅色警示燈」繼續在腦中閃爍，生理症狀、焦慮狀態及過度換氣會持續下去。對敏感的人而言，這種過度換氣可能會造成新陳代謝的擾亂，導致易怒、頭暈目眩以及更加焦慮的結果。

一般認為，慢性胸式呼吸會造成交感神經系統的亢奮，因此，研究情緒、呼吸與自主神經系統之間的相互關係，有潛力發展出具價值的洞見，可用來防止及治療眾多的疾病。

還有另一種呼吸方式稱為「反常呼吸」（paradoxical breathing），進行這種呼吸時，牽涉到結合胸腔的擴張，同時收縮腹部肌肉，並將橫膈膜推進胸腔內。雖然胸腔壁有擴張，可以增加肺容積，但是橫膈膜卻同時升起，抵銷了增加的肺容量。這顯然是一個矛盾，不可能是一種有效的呼吸法，然而，為何仍會有人採用此矛盾的方式呼吸？

雖然呼吸可以由意識控制，但是就如前文所提，它也可以經由自主神經系統來調節，當你嘗試以任何一種威脅生存的方式（例如，屏息超出能力範圍）做有意識的呼吸，將被此調節能力奪去掌控權。許多情緒反應也是非自願性的。劇烈的焦躁症狀、因困窘所產生的臉紅，以及氣憤到顫抖等，都是自主神經系統的直接反應，經常繞過意識的控制。我們時常都可以認出自己對這些特定情緒的典型回應，而這些情緒反應也是大多數人都曾經歷過的心理生理現象。

反常呼吸與突如其來的震驚或訝異有關。當人受到驚嚇時，會產生喘氣、擴充胸腔並縮緊腹部的本能反應。經常性的反常呼吸方式可能來自於環境的刺激，或是對環境變化因子過度敏感。身體會調適自己而逐漸適應這種呼吸模式。然後，身體將習慣於採用這種呼吸方式，甚至在輕微壓力之下也會啟動它。就如前文所提，呼吸與情緒息息相關，反常呼吸更可能強化情緒問題，形成惡性循環，讓呼吸治療變得更複雜。

另一種檢視呼吸的方式是觀察呼吸流動的品質，確認它是平順連續的，還是不規則又斷斷續續的。根據個人的體驗，可以知道情緒會深遠地影響呼吸流動的品質。例如，悲傷、痛苦、生氣與憤怒，都會破壞呼吸的平順與放鬆模式。從不規律的呼吸流亦可判斷出某些身體狀態，特別是呼吸暫停的干擾，或是呼吸流動的干擾，這種呼吸暫停會在呼吸循環的任一時點發生，不同的是它持續的時間從少於一秒到一分鐘不等，而且在睡眠與清醒時刻都會發生。

在不同的呼吸暫停情況中，睡眠呼吸中止症最受到社會大眾與醫界的重視。它的標準症狀是：呼吸暫停，在許多個案中，甚至呼吸暫停達一分鐘，而且在整個睡眠週期都可能發生。可以預期的結果是，這種症狀對健康必然有害，至少在極端狀態時。因為呼吸暫停通常會連帶發生血壓升高，以及血中含氧量降低。後者甚至可能低到在數秒內讓身體發紫的程度，而且在一項研究中發現，超過一半以上的病人，其血壓一整天都維持在高檔。其他多種心理特質也可以在有睡眠呼吸中止症困擾的人身上看到，包括：焦慮、偶然混亂、沮喪、性慾降低及精神不振。

這是一個有趣的資訊，但是如果考量僅有少數人有睡眠呼吸中止症的困擾，則沒有太大的實用價值。然而，一項對醫院正規醫事從業人員的自願調查中發現，有三分之二的男性有超過十秒鐘的睡眠呼吸中止，連帶發生「低血中含氧量」持續超過十秒鐘。奇怪的是，只有少數女性經歷睡眠呼吸中止，且沒有一位女性連帶發生低血中含氧量的情形。

關於睡眠呼吸中止症好發於男性身上，與造成性別差異的原因，仍需做進一步的探討。不過已有一些試驗的理論存在，例如，睡眠呼吸中止症與一段時程的低血中含氧量及血壓升高，暗示心臟功能可能受影響。心臟包含數個心室，它的功能是將血液推送至全身，假如血壓升高，心臟為了因應增加的阻抗，必須更努力地工作，消耗更多的氧氣，才能推送等量的血液。如果在此同時血氧量降低，就有可能造成心臟暫時性的能量短缺。若經年累月重複此狀況，累積到某個程度，就可能對心臟功能產生不利的影響。如果我們考慮到心臟病致死率中男性高於女性，是否直指心臟病與睡眠呼吸中止症之間有關聯性？其間是否有因果關係？如果答案是肯定的，那麼我們能否藉由修正呼吸方式，來發揮對心臟病的治療或預防效果？

這些疑問仍有待解答，然而，有些證據可以用來支持睡眠呼吸中止症與心臟病之間的關聯性。多年來，為了評估鼻腔手術所造成的影響，鼻外科醫師一直在研究鼻子的功能與空氣在鼻腔中流動之間的關係。不同的鼻呼吸模式被描述為是此種研究的副產品，包含一種窒息模式，或稱為「週期中停息」（mid-cycle rest，實質上，它被定義為一種快速吐氣，接著停止呼吸達一到五秒以上）。多年來，根據大量的臨床試驗研究，有一些鼻科醫師聲稱此種「中場休息」與心臟病的發生率增加有關。這兩種研究之間的相似性雖然有趣，但仍需要做進一步的研究。

總而言之，不論是幫助釋放食物中的能量，或是影響心肺系統的功能，或是改變自主神經系統、情緒狀態等，呼吸在維繫人體器官的完整運作中，扮演著關鍵的角色。呼吸是所有生理活動的基本，也因為它碰觸到人體眾多層面的運作，可以說它是一扇窗，我們可以經由它來觀察與操控這些層面。這些看起來似乎很簡單平凡的生理流程，常常在我們詭辯與複雜的科技社會中被輕忽了，直到最近，我們才開始探討呼吸較為粗糙的面向，並在此過程中產出洪流般的諸多疑問與推測。這些探討呼吸的研究，在對疾病的理解與緩和方面，將有可能產生很大的實用價值。

Chapter 3

跟隨你的鼻子：鼻子的功能與能量的關係

——魯道夫・巴倫坦醫師

不知何故，人們總是不太注意鼻子。除了鼻子外形所展現的美容效果之外，鼻子通常被視為一個空氣進入的通道。然而，如果這就是鼻子存在的唯一目的，人們可能會認為它的構造應該要有所不同才對，它應該長得更寬、開口更大；但事實上，鼻子是呼吸道中最狹窄的地方，它像一個瓶頸，是空氣進入肺部時氣流最受限制的地方。如果以從鼻子吸進與呼出空氣的費力程度來比較，空氣透過鼻子移動的費力程度是透過嘴巴的一・五倍！這是相當大的差距，甚至在你沒有鼻塞時，這樣的差距便已經存在。當我們仔細思索人們每天得呼吸一萬八千至兩萬次時，更應感謝鼻子為了幫我們呼吸空氣而在二十四小時內所完成的工作量。鼻子在呼吸的過程中需耗費大量能量，因此其中必定存在著合理的理由。

這裡提供幾個不錯的理由：鼻子的功能遠遠不只是讓空氣進入而已。研究鼻科的醫學專家能列出近三十種鼻子擁有的明顯功能：鼻子能過濾空氣、濕潤空氣、引導氣流、溫暖空氣、產生嗅覺、吸入氧氣、產生黏液、提供鼻竇引流路線並影響神經系統。鼻子還具有其他的功能，但上述功能最廣為人們所知。

鼻子的解剖學及生理學

「鼻子」這個名詞實際上是個模糊的字眼。對一般人而言，鼻子即是位於臉部中央最顯而易見的突起物，但對醫師及生理學家而言，鼻子還代表一個與鼻竇及嗅覺相關的神祕且複雜的通道。基於此因素，或許可以更精確地將鼻子區分為兩個部分（即外部及內部）來探討。以外部的鼻子而言，人類是獨一無二的，因為動物身上並不存在所謂「外部鼻子」。儘管動物的鼻子也經常擁有錯綜複雜的內部通道且具有各種重要功能，但僅有人類的鼻子才擁有這種特殊的突起外形。其他動物的鼻子僅有簡單的開口或開孔，讓空氣透過它們進入鼻腔內部。即使是人類的近親人猿，也並未真正擁有一個鼻子。雖然牠們有兩個鼻孔，但人猿的側面圖卻沒有像人類這般有如此突出的結構。然而，鼻子的外部形狀在吸入空氣前的準備過程中卻扮演重要角色，這就是為何生長於不同氣候緯度的人們擁有不同形狀的鼻子。一個又大又長的鼻子能在空氣進入體內前加熱空氣，這是屬於寒冷氣候及氣候極乾燥地區的人種鼻子的特徵，如中東及俄羅斯地區；反之，生長於溫暖潮濕氣候的人種幾乎不需要處理空氣的溫濕，因此使得熱帶叢林居民的鼻孔較為寬大，形成一項可用來辨識的特徵。

鼻子外部也負責收集空氣並加速氣流，形成一股急促噴射氣流進入鼻腔，即鼻子內部。正如我們將於稍後瞭解的，氣流在頭部內所瞄準的途徑具有高度重要性。鼻子外部可分為兩部分，其中一部分是骨頭。我們在觸碰鼻子底部時會發現這部分相當堅硬。再往外移，我們會碰觸到一個較柔軟的區域，這部分是由軟骨所構成。鼻子外部的第一個小分隔區稱為「前庭」，主要是由兩翼構成，在鼻子兩側勻稱展開；因為這部分是由軟骨構成，相對而言具有彈性且易受重力影響，因此在我們側躺時，鼻孔最上側會向下拉動，且會如閥門般呈現部分關閉的狀態。

再回到鼻子上，這裡有許多小骨頭及軟骨，以錯綜複雜的方式聚集在此處，並連接在一連串的骨頭上；位於鼻子底部的結構也很複雜。當鼻子破碎時，基本上是鼻子根部的骨頭部分形成碎裂，然而軟骨部分也同樣會受傷，尤其是內側。再往內朝鼻尖可看到一個間隔，將鼻子外部分為兩個通道，此部分亦由軟骨構成，後端則是骨頭；這兩部分都有可能受到損傷而造成一般熟知的「鼻中隔彎曲」（deviated septum），容易產生一個鼻孔阻塞、另一個鼻孔通暢的狀況。

隨著我們往內移動，會發現鼻腔通道逐漸擴張，鼻子內部的尺寸遠比前庭為大。鼻子內部的底層正好是口腔頂層，名為「上顎」。如果我們把舌頭向後移動，會發現口腔頂層有塊地方突然變得比較柔軟，這部分名為「軟顎」，是由不帶顎骨的軟組織所構成，末端為一個小水滴狀的器官，名為「懸雍垂」。鼻子的底層為口腔頂層，而鼻子的頂層為大腦底層及放置眼球的眼窩。換句話說，我們現在所談論的是一個三層結構：大腦、眼睛和視神經所在的頂層，口腔所在的底層，而在這兩者之間（也就是中間那一層）就是鼻腔。

這使得鼻子內部成為一個很有趣的地方，因為鼻腔內所有作用皆與大腦、神經系統、腦下垂體（位於大腦底層）及許多重要構造密切相關。此外，第一腦神經（即嗅覺神經）進入鼻腔且神經末梢位於鼻腔最上部，這意謂著為了聞到氣味，我們必須將氣流引導至鼻腔之最頂端。要做到這點，我們必須製造一個相當有力的噴氣進入鼻子內部；換言之，我們要用力吸氣，迫使一股急促氣流進入鼻腔後向上前進，並到達嗅覺神經末梢。

鼻子內部的形狀決定了空氣流動的途徑。當我們仔細觀察鼻腔內部，會發現鼻內壁一點也不平整，充滿各種奇怪且令人費解的形狀及構造。我們可能會驟下結論，認為鼻子是某種廢棄物的堆積場，各種不適合其他地方的古怪器官皆被丟棄在此；然而，鼻子實際上是一項錯綜複雜的設計。若要真正瞭解鼻子，我們必須精通空氣動力學，因為每一個彎曲和曲線、每一個角落及縫隙，都有其存在的目的。所有一切都經過巧妙的設計，以推動空氣往特定的方向流動。

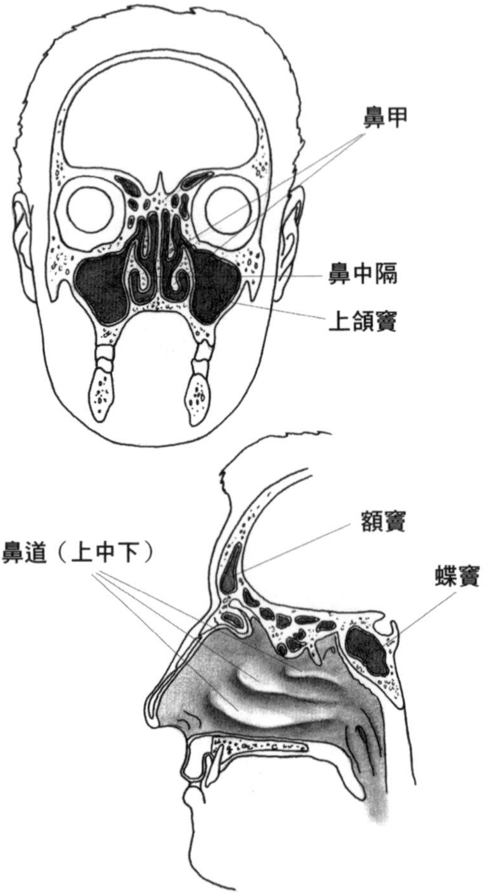

鼻腔構造圖

鼻腔內最突出的結構是三塊貝殼狀突起，也就是只要朝鼻子裡頭看便可見到的鼻甲，其作用是在空氣進入鼻內時攪動及循環空氣，使氣流能通過較原先更大的面積。鼻甲對進入鼻內的空氣之濕度及溫度具有顯著影響，因為當進入鼻內的空氣通過溫暖且潮濕的鼻甲時，會吸收水氣及加熱；空氣經由此過程處理之後，便不會對肺部的精細組織造成衝擊或傷害。

當空氣離開肺部時，會出現相反的反應。鼻甲受到吸入空氣的影響，被冷卻且變得乾燥，而呼出的空氣又會重新溫暖並滋潤鼻甲，因此鼻甲有助於防止體內熱量及水分耗損。有些動物（如海豹）擁有龐大且複雜的鼻甲，總面積超過牠們的皮膚。由於海豹生長在寒冷的邊緣地帶和多風的鹹水地區，為了維持體溫並保持體內水分不含鹽，藉著呼出的空氣以恢復濕度及溫度，對這些寒帶動物而言肯定非常重要。人類鼻甲的尺寸要小得多，其作用顯然較不重大，然而在寒冷的天氣中，因鼻甲及鼻子外部受到足夠冷卻，以至於當人們呼氣時，肺部暖空氣的水分會在冰冷的汽車車窗上凝結，且經常形成別具特色的水滴。事實上，當天氣非常寒冷時，在鼻尖上形成一個冰柱的情形並不罕見。

鼻甲負責阻擋及攪動空氣，形成相當程度的擾流，然而過多的擾流則可能會造成呼吸困難。因為要透過如此曲折的過程引導空氣，需要相當大的力氣（擾流的大小程度，主要取決於鼻甲及其他構造，而非鼻通道實際的大小尺寸），這就是為何有些人即使鼻腔極大，卻仍然有呼吸困難的問題之原因。

黏液毯

當空氣擾流更徹底的與鼻甲及鼻內層表面接觸後，可使灰塵及其他微粒的沉積作用更加明顯。為了處理這個狀況，鼻子內部由一層黏液薄膜覆蓋著，它具有分泌黏液的特殊功能。儘管鼻黏液（鼻涕）往往惹人討厭，但實際上它卻執行一項重要功能：捕捉灰塵及碎屑，並將其帶出鼻子。這其中不僅包括微粒，還有細菌、病毒、真菌等微生物，以及其他可能飄浮在空氣中，並侵入鼻內纖細組織造成感染的外來物體；因此，鼻黏液絕不可增生、乾涸或聚積，我們必須採取某些預防措施以去除黏液，才能促成此一既巧妙又引人入勝的清淨過程。既然我們無法取出鼻腔裡的空氣濾清器，並每隔五千英哩便進行替換，那麼鼻子內部肯定具備某種自我清潔機制。鼻黏液藉由不斷移動而完成此任務，而顯然重力不是這項運動的唯一因素，否則我們的鼻子將會不斷滴水，且在正常情況下鼻黏液不會流出鼻孔。事實上，鼻黏液經常逆重力而行，往上並往後移動，越過鼻腔內壁流向喉嚨，鼻黏液會在此遭到吞嚥並進入食道。這層黏液薄膜不斷在過程中形成一層「黏液毯」（mucus blanket），並在沿途將所有異物帶走。

黏液毯的神祕運動原理，來自生長在黏膜層的數百萬微小髮狀結構，名為「纖毛」（cilia），它們永不疲憊、外觀一致且動作持續不斷，可謂一項神奇的生物現象。這種微小的次細胞結構由一個簡單的機制驅動，能一天二十四小時保持活動而不休息——這可視為一項創舉。此外，纖毛的運動具協調性，所有纖毛彼此運作一致。纖毛的數量如此多，因此當黏液毯通過纖毛時，如同某人被群眾的一隻隻手臂傳遞過去；黏液毯總是不斷地在運動，所有被黏液毯抓住的微生物都會以高速進行移動，永遠沒有任何逃脫或停留的機會。黏液最終會進入消化道，其中的消化酶會同時分解黏液及其上的微生物。

只要這一切能正常運作，這便是個美妙的系統。不幸的是，有時它無法正常運作。這是什麼原因造成的？如果黏液太黏稠或太厚時，便很容易變乾涸且黏附在纖毛及黏膜上，硬塊便會在此時增生，導致微生物開始入侵，這通常是感冒的初始現象。

另一種極端狀況也可能會產生問題。倘若黏液太稀、水分過多，則會在纖毛附近滴落，如此纖毛便無法聚集黏液，並將其以完整覆蓋層或連續不斷的「毯狀物」形式進行移動，結果將造成鼻涕滴漏的症狀，則黏液毯也同樣無法抵抗細菌感染；在這種情形下，很容易開始產生發炎現象，這便是花粉症的常見因素。基於此原因，保持黏液（組成及黏度）的一致性是相當重要的；只要黏液的組成及黏度維持正常，通常一切皆能運作良好。

決定黏液組成成分的其中一個要素是飲食，食用過多的澱粉食物及奶製品，會使黏液更厚且更黏稠；這能解釋為何黏液在東方思想中不僅被視為分泌物，同時也是排泄物。所謂分泌物，就是身體製造出的、從事某特定有益用途的東西，反之，排泄物則是我們想要排除的東西。在一般情況下，黏液主要被視為分泌物。但是當身體的其他排泄功能運作未達標準時，鼻黏液即會轉變成排泄物，意即當肺部、皮膚、內臟、腎及月經等無法排除累積在體內的廢棄物時，黏液便成為排泄物，此時黏液分泌量會增加並開始接管排除的功能。

便祕常見於我們的文化中。我們也經常使用制汗劑以防止皮膚分擔過多的排泄功能。但我們的呼吸在經適當調節後，便有助於消除體內某些不穩定的廢棄物，可是往往卻因為呼吸過淺而無法發揮作用。讓情況變得更糟的是，在我們的飲食中，往往包含許多加工食品（在加工過程中，食物養分會受損及遭破壞），它們在人體內產生大量的廢棄物，需要盡快被清除，然而在許多排泄通道都受阻的情況下，我們的生理機能便會不顧一切地想辦法卸下身體中積累的無用成分，結果往往造成體臭或口臭；最終可能會造成危機，身體會趁機釋放大量黏液——這就是大家熟知的「感冒」，起因於暴飲暴食、不當飲食或便祕（早期祖母會在感冒最初跡象發作時便迅速建議服用瀉藥，避免感冒日趨嚴重，便是基於此緣故）。

通常黏液及黏膜會以一種勻稱、工整、有序的方式運作。然而，當我們強迫它成為排泄作用的附屬路線時，黏液成分便不再取決於原先具有的保護作用，而是取決於所需拋棄的異物；若不是變得太稀釋或太濃稠，就是發生其他異常。後續發生的刺激、發炎及經常性感染結果，不僅會造成大量黏液排放，也將讓身體缺乏黏膜的有效保護。幸運的是，這種感染通常不太嚴重，顯然這對身體而言，並未比在體內保留大量無用的廢物更加有害。

這項解釋有助於我們理解，為何乾燥空氣有時會帶來麻煩。如果黏液已經太厚，那麼只要一點點乾燥空氣便能立即在鼻內導致黏液結塊及黏液層累積，從而造成不適及刺激；這對強烈氣流連續衝擊的鼻內區域而言更是如此。基於鼻子的內部結構，其中某些區域較容易發生此狀況，例如吸入體內的噴氣會在鼻腔後方轉向並往下移動，對喉嚨後方產生衝擊。空氣特別容易在此處堆積碎屑、灰塵及微生物，讓身體有所反應，因而在此部署強大的淋巴組織，聚集白血球及抗體以對抗任何造成威脅的入侵者；然而，淋巴組織堆積有時會變得過大且阻塞喉嚨。用外科手術切除扁桃腺（即此構造的名稱）以杜絕此問題，曾經相當普遍，但醫師可能在數年後才發現某些重要且珍貴的組織已在手術過程中遭到切除，因此造成扁桃腺切除術逐漸不受歡迎。

另一個經常發生於鼻腔內該區域的問題就是鼻竇炎。鼻竇是臉部構造內的空腔，毗鄰鼻腔且開口與其相通（見第八八頁圖表）。尺寸最大的鼻竇位於眼睛上方及顴骨內側。鼻竇上密布黏膜，能分泌黏液但應維持中空。儘管我們尚未完全清楚鼻竇的功能，但已經知道在某種程度上鼻竇會在聲帶震動時對聲音產生共鳴。除了這兩大主要部分之外，鼻竇尚存在於頭部較深處、鼻後方、大腦底端上方及眼睛後方。這些鼻竇位置都較主要部分為小，也不太會造成麻煩（雖然有時也會疼痛及發炎）。

鼻竇和鼻腔之間存在著微小的通道，鼻竇就是透過這些通道才能排放水分並排除自身的黏液毯。當這些微小通道發生阻塞時，鼻竇無法讓空氣及黏液在鼻竇本身及鼻腔間維持自由循環時，便會產生鼻竇炎及鼻竇問題。在正常情況下，空氣在鼻竇中進出的情況，就如同氣流在鼻腔內移動，但當鼻竇往鼻腔的通道發生阻塞時，氣流便會停止，且覆蓋在鼻竇上的黏膜會開始吸收空氣；這將使得鼻竇內部形成局部真空，被拉進鼻竇的不僅有黏液，還有血液和組織液，因而造成嚴重刺激、壓力及疼痛。接著，就是我們常見的鼻竇炎，有時也會引發鼻竇性頭痛。

鼻竇與鼻腔之間的小通道，通常位於鼻甲底下，當這些區域聚集乾掉或硬化的黏液後，可能會阻塞通往鼻竇的通道並引發鼻竇問題。其中一個能避免並逐步消除這些問題的方法，就是有系統的運用一種名為「鼻腔沖洗法」的技巧。將溫水混合含有適度鹽分的水溶液，倒入其中一個鼻孔，並讓水從另一個鼻孔流出。此步驟能溶解並洗淨黏液，使鼻黏膜再度妥善發揮功能；它也能清通鼻竇排出液體時的通道開口。許多人對於將水灌入鼻子的想法有所畏懼，然而，關於鼻子功能的詳細研究顯示，這個方法並非不自然；其實讓鹽水進入鼻子是相當自然的，因為連接到鼻子內部的不僅有鼻竇，還有淚管。

含有鹽分的眼淚是由上眼瞼底下的淚腺產生，從眼睛表面順流而下以保持其濕潤，然後被眼睛內側下方角落的一條小導管所接收。眼淚因此被這條小導管帶入鼻腔（此處也是鼻竇排出液體的地方）。當某人哭泣並產生大量淚水時，鼻子便開始「流出液體」，驅使某人在某個動人場景中伸手拿出手帕。然而，即使沒有這類情緒，眼淚仍會不斷地流過眼睛（儘管流量較小）且不斷被小導管吸收，引導至鼻腔；換言之，鼻子在任何時刻都不停被注入鹽水。事實上，鹽水對鼻腔內層而言是最天然的「清洗」工具。

為了應用此論據，鼻腔沖洗法應透過成分與眼淚相同的鹽水來完成，鹹度應該等同淚水且溫度應等同於體溫。透過這種方式完成鼻腔沖洗，便具有撫慰作用，且不會刺激鼻內層。碘化鹽、氯化水或化學藥劑處理過的水都不自然，且可能具有刺激性。

鼻腔沖洗法

定期使用洗鼻壺（Neti Pot），可清潔並恢復鼻竇通道的健康。在瑜伽練習中，據說透過兩個鼻孔等流量且自在的呼吸，對協調身體的交感及副交感神經系統會有所幫助，人們因此發現在靜坐冥想之前進行鼻腔沖洗，是很有幫助的作法。

將四分之一茶匙（或用一個略圓的茶匙盛二分之一）的岩鹽及適量溫水，置入洗鼻壺中調合均勻（鹽的分量依個人情況可能略有差距）。在使用之前，先確認岩鹽已完全溶解，再將壺嘴朝向鼻子，在水槽上方將身體微向前彎，頭部稍微往前伸並朝向一側傾斜，稍微調整頭部及洗鼻壺，讓水從另一個鼻孔流出。

洗鼻壺裡的水倒完後，透過兩個鼻孔對著水槽噴氣，以清除多餘的水分及黏液。在進行此動作時，切勿關閉其中一個鼻孔，否則可能迫使水回流進耳朵。若在清潔鼻孔時有任何問題，可彎下腰，將額頭貼著地板，使臀部高於頭部，再像先前一樣透過兩個鼻孔噴氣。進行此動作時，將頭部轉向其中一側，可能有幫助。完成一邊的鼻腔沖洗後，換另一邊重複相同步驟。

在稍微熟練此方法後，我們還可以學習透過嘴巴將水引出，同樣稍微調整頭部及洗鼻壺的位置，利用口腔後端力量將水吸進口腔後吐掉；這個方法同樣有助於清潔並除去鼻腔內多餘的黏液及汙垢，恢復鼻竇膜的健康。

黏膜分布在將空氣帶進肺部及胸腔的通道上，因此，支氣管內具有跟鼻子相同的內

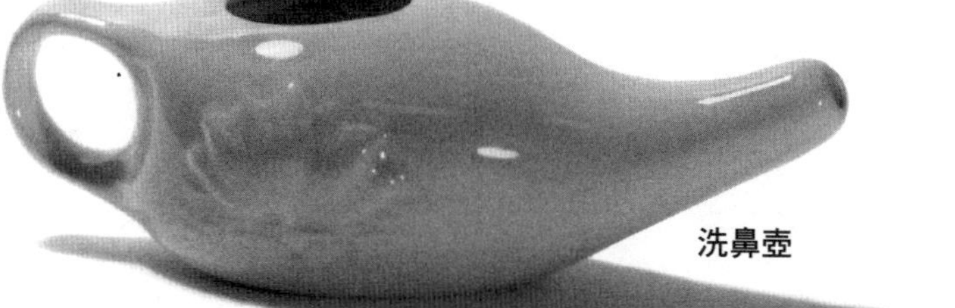

洗鼻壺

層，可分泌黏液以保持通道濕潤，否則空氣將使其乾燥並造成損傷。這些通道所分泌的黏液，是透過纖毛不分日夜向上移動直到喉嚨。纖毛在白天通常要抵抗地心引力進行運作，到了晚上，當人們躺下後，因纖毛不需向上推動黏液，其運作會較容易。基於此因素，在夜間時段，來到喉嚨的大量黏液會被清除並吞噬，這個過程會持續進行且不停止。

在一般情形下，進入消化道的黏液會被消化液溶解，其中的所有微生物也會被殺死；此為一種內部生態系統，黏液在其中分解並再生，因而避免各種問題。然而，當黏液分泌過多或消化液不足時，便會產生問題。不幸的是，腸道在夜間會趨於平靜及休息狀態，消化液的分泌會減少，因此，倘若黏液過多，會在胃部累積直到早上。基於此因素，許多人在醒來後會感到相當不舒服，直到進食為止；因為進食有助於稀釋黏液或將黏液推出胃部；這對於患有肺部疾病、肺氣腫、哮喘等易產生大量黏液的人而言，更是如此。

我們通常建議上述人士進行晨間沖洗。方法是將大量生理食鹽水嚥下後再吐出來，便能將胃部黏液帶出體內，這是既簡單又符合衛生的方法，又稱為「上消化道清洗法」（upper wash），訓練有素的瑜伽教練都可以指導他人運用此技巧（需在空腹時進行。若只是為了減輕體重，在飯後誘導嘔吐以清空胃部內容物，是非常不健康的作法）。

吸菸者特別容易產生大量黏液。倘若他們能停止吸菸並度過肺部開始復甦的清潔時期，大量黏液便能流動且被帶出肺部。吸菸者的黏液累積狀態，是由於煙霧和焦油的刺激，以及纖毛遭到破壞同時造成的（特徵為咳嗽聲音嘈雜卻無法帶出累積的黏液）。香菸中的煙霧成分會大量破壞黏膜層上的纖毛，導致沒有任何機制能將黏液帶出肺部到喉嚨，黏液因此逐漸累積。一旦某人停止吸菸後，纖毛會逐漸再生並再次正常處理黏液。

●鼻孔的偏側特質

若我們再回頭看看鼻子，重新檢視鼻子內層，會發現在鼻黏膜底下有另一層更厚、能充滿大量血液的海綿組織，我們稱為「勃起」（erectile）組織，它僅存在於人體的幾個地方：生殖器、乳房及鼻內層。這個組織當中具有極細微的管道，能吸收血液並造成組織擴張；這種勃起作用與陰莖和陰道勃起的基本原理相同，這些器官與鼻內層間的關係相當密切。事實上，這便是所謂的新婚症候群的基本原理。耳鼻喉科醫師對此相當熟悉，它常發生於新婚夫妻，在新婚過後持續一段時間內不斷的性刺激下，鼻內層會因交感作用影響而長期充血並形成阻塞，我們將此症狀稱之為「蜜月鼻」（honeymoon nose）現象。

佛洛伊德（Sigmund Freud）在研究性學方面的創舉中，發現性器官與鼻子之間的相互作用關係。事實上，他最初曾透過寫信給耳鼻喉專科醫師威廉·弗利斯（Wilhelm Fliess），來構建精神分析理論的基本概念。兩者產生關聯的趣味所在，為存在於鼻內層及生殖器官之間的反射作用。佛洛伊德最早期的理論之一，以及與弗利斯協力研究的內容，討論到「鼻反射神經官能症」（nasal reflex neurosis）。儘管他後來對此現象失去興趣，其他醫師則繼續從事研究並發現許多有趣的相互關係；例如，他們發現經痛往往與鼻內層中特定區域發生炎症及變色情況有關，若將此處施以少量的局部麻醉劑，經痛便會消失。事實上，在德國，有段時間便是透過燒灼或永久性破壞鼻內層中特定區域的神經末梢，以達到有效的經痛治療效果。

然而，鼻腔勃起組織的腫脹與收縮，不僅具有溫暖空氣及反映性過度刺激等作用。事實上，鼻內層腫脹與收縮，存在一套持續、規律且可預測的模式，與人體生理學中的偏側概念密切相關。

例如，當覆蓋在其中一側鼻孔的組織及鼻中膈發生腫脹時，另一側鼻孔內的組織往往會變得較不腫脹。其中一側鼻孔逐漸堵塞，使氣流轉移到另一側鼻孔，因此這裡存在一個氣流的左右空間：氣流可主要往右側鼻孔流動，或主要往左側鼻孔流動。倘若不採取外力來干預身體運作的節奏，這個機制將會以可預測的方式相互交替。氣息主要流向其中一側鼻孔的時間，約持續一小時四十五分鐘至兩小時，之後，氣流便會主要流向另一側鼻孔。氣流會逐漸增加到其中一側鼻孔，直到抵達峰值後，便開始減少，之後，大部分空氣會開始透過另一側鼻孔流動。

儘管這似乎是自然的生物韻律，卻會遭受情緒、飲食、睡眠不規律、汙染、感染及其他外力刺激等因素干擾；然而，如果某人的身體狀況健康、穩定、平靜且生活規律，那麼兩個鼻孔之間的氣流交替便能遵循一定的規律節奏。這點在東、西方實驗室中皆有充分研究報告可佐證。專業上，此現象稱為「生理節律」（infradian rhythm），此項認知絕非科學的最新進展；事實上，古老的瑜伽士曾十分詳盡地描述這項培養高度自我觀察能力的技巧，他們能察覺人體的細微變化並將其分類。

此外，呼吸法（svara）的瑜伽修行者，致力於對呼吸氣流（在雙側鼻孔之間）流動的方式，與各種心理和生理狀態之間的相互關係進行研究。例如，他們觀察到右側或左側鼻孔的個別通暢，將助長不同的社會活動。據說，若經常透過右側鼻孔呼吸，個體往往會變得較積極進取、較具警覺性，且較會活躍於外在世界；反之，經常透過左側鼻孔呼吸時，會產生較寧靜、較被動的心理狀態，且較趨向於內在世界。右側鼻孔氣流通暢與左半腦居於主導地位相關，似乎合乎邏輯；事實上，為了回應此問題，相關研究工作正在進行。

右側鼻孔呼吸與左側鼻孔呼吸之間的區別，並非僅局限在心理層面，據說透過右側鼻孔進出氣流，有助於內部器官生理過程更加活躍，例如在消化食物時。因此，修習呼吸法瑜伽（svara yoga）的學員在進食前都會先小心地開啟右側鼻孔；相較之下，飲水的過程則屬於較被動的攝入，他們通常會在攝入液體時開啟左側鼻孔。他們認定空氣從哪一側鼻孔進出是非常重要的，便會在從事任何特定活動前先協調（從哪一側鼻孔）呼吸；此舉被認定為有助於身心，使人體在從事特定活動時，能先在精神、情緒及生理方面有所準備。

這種呼吸的科學為古印度人所熟知，他們一向如此執行且視為理所當然。然而，時至今日，大多數人並未提升對呼吸方面的認知，它便被視為瑜伽教學中的一部分技巧，旨在幫助人們對空氣流及其在任何特定時刻裡的作用，能更加敏感且更有意識。這種呼吸練習亦有助於恢復左右鼻孔交替呼吸的規律、節奏及平衡。

在瑜伽呼吸練習中，最常見的是鼻孔交替呼吸法（nadi shodhanam）。在這項技巧中，我們透過按壓其中一個鼻孔出口或側壁，刻意將氣流從一側變換到另一側，並保持規律及節奏。要正確從事此練習之前，應該先掌握好橫膈膜式呼吸法，使呼吸能順暢、均勻、不間斷且有規律。

鼻孔交替呼吸法

在開始進行此呼吸法之前，先坐直，保持靜坐般舒適的姿勢，但頭部、頸部及軀幹需相對挺直。通常我們會用右手拇指關閉右側鼻孔，用右手無名指關閉左側鼻孔。如果你覺得有幫助，也可將食指與中指放在鼻樑上（若不會因此分心）。

首先，透過主導鼻孔（較暢通的鼻孔）呼氣，再用同一個鼻孔吸氣。在吸氣過程結束時，用手指將這個鼻孔關閉，讓呼氣動作由另一側鼻孔開始；呼氣過程結束時，從同一個鼻孔吸氣，然後再展開前述的呼吸過程。重複做這個交替動作三次，即是透過兩側鼻孔進行三次完整的呼吸循環，總共完成六次呼吸動作。一般稱此為一個「循環」。通常我們會接著進行第二循環及第三循環，也就是透過每一側鼻孔完成九次的吸氣動作及九次的呼氣動作。在兩個循環之間，我們通常會透過兩側鼻孔進行三次呼吸動作。

在進行這項練習時，大家應該謹記兩件事：一是要緩慢且輕柔的呼吸，但切勿太慢而導致緊張或喘不過氣來；二為安靜的呼吸。如果呼吸能保持輕柔且平順，就比較不會產生呼吸紊亂或抖動的現象。為了達成這兩項目標，大家必須將注意力集中在呼吸本身。倘若我們的心念在此過程中漫遊到其他事物，便會使呼吸變得不規律、不平穩、產生噪音或混亂。在練習過程中保持冷靜、放鬆，也相當重要。

這只是三種呼吸變化技巧的其中一種。第二種技巧（將於第四章解說）是先透過主導的鼻孔呼氣，再從另一側鼻孔吸氣，第三種技巧則是透過一側鼻孔完成三次完整的呼吸循環，再換另一側鼻孔。有些學生選擇其中一個技巧進行整整三個月的練習，有些則是每種技巧練習一個循環。保持一致性或許會有幫助，而且本文所描述的技巧相當適合初學者運用。

練習這個技巧可使人們體會透過各鼻孔進行呼吸的差異，同時增加人們對偏側特質的認知。鼻孔交替呼吸法屬於一項自我研究，而非僅是機械性的練習；它具有教育意義及協調性，可讓人們重新覺察一個已被遺忘的存在本質，並有助於恢復身體左右腦的協調性。我們必須承認，我們一點也不在意抬起左手臂或右手臂有何區別，且當大多數人被問及時，都無法回答當下自己是用哪一側鼻孔在呼吸。倘若使用右側鼻孔呼吸確實能啟動某種心理及生理功能，而左側鼻孔在不同功能上發揮作用，那麼有機會在任何特定時刻得知當下主要由哪一側鼻孔在運作，是相當珍貴的。

當我們發現一些能以自由意志將氣流從一側鼻孔變換到另一側鼻孔進出的技巧時，這種自我覺知的重要性變得更為明顯。例如，若我們向左側躺，右側鼻孔便會張開。人們長期以來都認為這是因為地心引力將血液拉往下側鼻孔，造成鼻內層充血，導致鼻甲腫脹而關閉下側鼻孔。近來則有研究顯示，造成鼻內氣流轉換的主因並非地心引力，而是我們在側躺時，下側手臂與下側胸部間所產生的壓力。這其中顯然存在一種反射作用，能自動張開較高那一側鼻孔並關閉較低那一側鼻孔，也就是壓力所在的那一側。無論如何，當我們將壓力停留在某一側鼻孔，另一側鼻孔便會大張。因此，瑜伽手冊建議人們應在餐後向左側躺，使右側鼻孔張開以促進消化活動。傳統而言，據說當人們上床睡覺時，應先向左側躺五至十分鐘，促進右側鼻孔活動以增加身體熱度。當人們感到溫暖舒適後，再轉向右側，使左側鼻孔張開，此舉便可讓人們在睡前能放鬆、平靜並準備入眠。

儘管讓兩側鼻孔有節奏的交替呼吸，被認為是自然且健康的，但讓一側鼻孔持續關閉，造成氣流連續數小時皆從另一側鼻孔進出，卻被視為疾病的前兆。據說，若氣息在其中一側進出持續六到八小時，極有可能產生某種疾病，若情況持續一天或一天以上便屬於嚴重情況。在精微的整體心理及生理學中，呼吸被認為與生命能量之流「氣」（prana）有關，若是不平衡即被視為疾病發作之前的徵兆。

導引呼吸氣流

儘管我們已經探討並檢視過鼻子及鼻腔的構造和形狀，但還有另一個與呼吸相關且具有形狀及結構的要素，亦即「氣流」本身。氣流、漩渦及橫流通道，皆為氣流創造出一個不可思議的複雜模式，且模式因人而異，它取決於個人鼻腔及鼻子外部的差異。就如同河岸塑造水流的形態，鼻腔及上呼吸道也會塑造氣流的形態並引導之。根據古老的瑜伽士所言，這是一個非常關鍵的問題，空氣流動與「氣」的流動有關，也與活化身體及心念的模式息息相關。

雖然這些瑜伽概念仍未被現代科學技術徹底探討，但無疑的，有許多鼻外科醫師都同意鼻子形狀的重要性。在此，他們談的跟整形外科手術所關心的美容效果不同，他們的工作主要偏向於改善鼻子的功能，改變其內部結構，以修復畸形通道，導正氣流。有些鼻外科醫師相信這種修正能對當事人的心理及生理產生難以置信的影響。例如，有文獻個案證實，鼻子內部結構的扭曲與不正常的空氣流影響當事人甚大，甚至造成心理失衡。相反地，也有文獻案例顯示，有人在動過鼻子手術之後產生心理障礙。許多動過鼻子內部結構改造手術的人，在手術後感受到生理與心理上的不同，是很常見的。

瑜伽士明白，鼻子內部通道的形狀及氣流形態，是塑造心理狀態及人格特質的一大要素。根據東方思維，氣流的移動會影響身體及大腦接收「氣」的方式，也同時對情緒及心念產生影響。據說，「氣」能滋養意識心念，並推動心念朝某個方向流動。

這種對呼吸的見解在西方科學來說仍然很陌生，即便如此，熟練的鼻外科醫師仍能在這個變數上完成工作，並以敏銳、熟練的雙手，直覺地重造與重塑鼻子的內部。這項手術是關鍵任務，不能等閒視之，因為古代關於呼吸的說法即使只有部分屬實，仍顯示鼻子內部構造的改變對當事人的人格形成而言亦是一項改變。這個手術必須要由一位非常有能力、有經驗的醫師來完成。即使只是修補破裂的鼻子，也是一項很精巧的手術，如果在進行鼻子手術時忽略了其功能效應，肯定會是場災難。一項最近的案例（筆者所見）是一名男士因鼻甲似乎阻礙鼻通道，而動了鼻甲摘除手術，然而在手術過後，這名男士的心理變得錯亂，以至於必須放棄自己的專業。

當然，鼻外科醫師的主要專長領域在鼻腔背後的骨頭結構。在決定是否要動鼻子手術之前，鼻外科醫師會先以局部噴藥的方式，收縮鼻腔內所有會勃起的組織內襯，然後做空氣流動測試，假如氣流可以透過這個方法恢復正常，就沒有動手術的必要。

事實上，鼻子的骨頭結構本身很少在塑造氣流模式上扮演很大的角色，反而是海綿組織的充血勃起、變化、轉移，才是造成氣流模式改變的主因。單邊充血勃起的鼻甲會關閉單側鼻孔，並導致氣流轉換到另一側；然而，這並非僅是左右兩側的問題這般簡單。鼻子每一側有三大塊鼻甲及鼻中膈的內表面，每塊鼻甲都由海綿組織所覆蓋。每塊組織腫脹的程度及位置都可能有所不同，其中的排列組合更是不可思議，結果形成一個複雜且不斷變化的氣流模式。

從古老東方思想的角度來看待呼吸，認為鼻甲藉由各種勃起方式創造不同形態的氣流，有助於我們適應不同的活動。呼吸是一個不斷變化的現象，受到情緒、心理及生理狀態所影響，卻又同時對這些狀態造成影響。鼻甲內形成的充血狀態及所產生的氣流變化，類似一個中央票據交換所或交換機，所有身體的功能都對它產生影響，卻又轉而受它影響。事實上，研究顯示，碰觸鼻甲不同部位表面的氣流，會觸發腦神經反應，並在全身造成反射動作；換言之，特定的氣流會向肺部及神經系統發出漣漪，接連影響到整個人。古經文中曾描述氣流的各類形態，及其與個性和生理功能之間的關係。實驗室的研究正逐漸獲取更尖端的技術，以便更深入證實或推翻這些古老的觀點。

鼻子的功能及大腦邊緣系統

神經生理學家發現，當空氣中含有嗅覺可判別的物質時，吸氣不僅會刺激嗅覺神經，也會觸發嗅覺神經內的神經訊息。其原因尚不得而知，但據瞭解，嗅覺神經及大腦中嗅覺神經所在部分，與大腦邊緣系統緊密相連，而大腦邊緣系統即是促進情感狀態的中樞神經系統。我們都知道氣味與情緒緊密相連，在耳後輕抹一點香水，便可證實這點。而人們發現，相同的大腦區域也可藉由空氣的流動而影響其功能，實在令人玩味。

呼吸對人類生理及心理運作有著深刻的影響，因為它是身體與心念之間的橋樑。鼻子是氣息進入體內的主要門戶，因此扮演一個至關緊要的角色。鼻子在氣息被人體吸收之前，進行準備及調整呼吸的動作，並與內部及外部環境進行交互作用，以配合身體時時刻刻對能量的需求。對鼻子運作的認知，可提供心理及生理另一個層面的自我覺察。

Chapter 4

通往較高覺察的門戶：呼吸的科學

——斯瓦米・拉瑪

梵文裡的 pranayama 一字，通常被譯為「調息」，但這是較為局限的翻譯法。pranayama 字面上的意思為「擴展或展現氣」（the ayama of prana．，pra 指第一個單元，na 指能量），因此，pranayama 是指「有意識地控制／擴展生命能量」。「氣」（prana）是宇宙的生命能量，也是增進生命活力的能量。根據某支印度哲學派系的說法，整個宇宙都是從「空」（akasha）藉由「氣」向外投射所形成的，「空」是涵蓋宇宙一切包羅萬象物質的無窮盡空間，而「氣」則是那無所不在、滲透全宇宙的無窮生命能量，它支持宇宙間所有生命形態的存在。「調息」（pranayama）即為傳授如何控制「氣」的相關知識科學。倘若學員能學會如何控制「氣」，就能學會控制這個宇宙的所有能量，包括生理能量與心理能量。他也會因此學會如何控制自己的身體與心念。

心就像是立於我們和現實之間的一道牆，當學員接觸到「氣」的精微力量時，即可同時學會控制心念的方法，因為心念被緊緊地綁在「氣」

上，就像風箏被繫在一條繩子上一樣。若我們能有技巧的控制住風箏線，就能控制那原本想四處亂飛的風箏，讓它朝既定的方向飛行。所有高階或基本的瑜伽呼吸練習，都能讓學員理解如何藉由「氣」來控制自己的心念。藉此，調息能幫助學員控制「氣」生命能量，進而達到更高層次的靈性修持。能控制呼吸與「氣」的人，就能控制住他的心；同樣地，能控制心的人，就能控制住他的呼吸。

構成大宇宙的所有面向與基本原則，也同樣體現在所有個體生命的小宇宙之中，就如同一小滴海水的特質，即能完全代表那浩瀚無垠海洋的特質。支撐著人體機能運作的生命能量，和支撐整個宇宙運行的能量，是相同的，而且透過「氣」的展現，才讓身體所有生理機能的運作與相互協調變得可能。

根據瑜伽古籍的說法，在人體裡展現的宇宙能量「氣」，依其功能可分成十種，並可細分為五種主要及五種次要的「氣」。五種主要的「氣」

為：**udana**（上行氣）、**prana**（呼吸氣或命根氣）、**samana**（平行氣）、**apana**（下行氣）及**vyana**（周身氣或遍行氣）。雖然「prana」一詞可以代表十種「氣」，但五種主要「氣」的其中之一亦名為「prana」，原因如下。

上行氣（udana）掌管喉頭以上的部位，管理我們特殊感知器官的運作；呼吸氣（prana）掌管喉頭到心臟底部之間的部位，管理我們的說話與發聲器官、呼吸系統及與它相關聯的肌肉活動；平行氣（samana）掌管心臟與肚臍之間的部位，管理所有消化方面的新陳代謝活動；下行氣（apana）位處於肚臍以下的部位，掌管腎臟、結腸、直腸、膀胱與生殖器的運作功能；周身氣（vyana）則是遍布全身，掌管所有肌肉的放鬆與收縮，以及關節和關節四周組織的活動。

呼吸氣（prana）的形態是精微的，其最外在的展現方式就是呼吸，而且在人類的五種主要「氣」當中，「呼吸氣」就是那個主宰呼吸的生命能量。瑜伽士藉由控制呼吸來控制其他的精微生命能量，這或許可以用來說明為何使用同一個字「氣」（prana）就足以代表宇宙能量，以及掌管呼吸之特定生命能量的原因。此特定生命能量的重要性，在於讓我們能藉由它來接觸更精微的宇宙生命能量，也因此我們才會稱死亡為停止呼吸。

印度瑜伽大師斯瓦米比辨喜難陀（Swami Vivekananda），在關於王道瑜伽（raja yoga）的著作裡，以一個故事清楚說明從控制呼吸進展到控制宇宙能量的順序。

從前，有一個國度的大臣失去了國王的寵愛，被關在高塔頂端。大臣要求他忠實的妻子在黑夜降臨之際，帶一條長繩，一些結實的麻繩、細繩、絲線，一隻甲蟲及一些蜂蜜來高塔。雖然妻子對他奇怪的要求感到困惑，但仍按照他的要求準備。大臣要求妻子將絲線綁在甲蟲身上，在牠的角上塗一些蜂蜜，再將甲蟲的角朝向塔尖放置於牆上。甲蟲受到蜂蜜香甜味的引誘，慢慢爬上塔尖，拉動身後的絲線。大臣握住絲線，要求妻子將細繩綁在絲線的另一端，利用絲線拉動細繩，進而拉動結實的麻繩，麻繩又拉動長繩，大臣最後利用長繩爬下高塔而重獲自由。

在我們的身體裡，呼吸就像那條絲線，讓我們能有技巧的利用它來掌握住神經脈衝的細繩；進而再掌握住思緒的粗壯麻線，最後抓住「氣」生命能量的長繩，因此獲得最終的解脫。

調息與神經系統

為了瞭解「調息」的科學，就必須考量神經系統的本質及其功能。因為神經系統負責協調身體內所有其他系統的功能。神經系統分為中樞神經系統與自主神經系統。中樞神經系統由大腦、十二對腦神經、脊髓，以及三十一對脊神經所構成；腦神經及脊神經遍布全身，構成神經纖維網絡。傳出性的神經或運動神經纖維，是從大腦與脊髓將神經脈衝向外帶到神經末梢；而傳入性的神經纖維或感覺神經纖維，則是從神經末梢將神經脈衝向內帶回大腦與脊髓。

我們可以腳趾踢到物體的情況，來說明傳出性與傳入性神經纖維的功能。腳趾神經末梢沿著傳入性神經纖維，傳送神經脈衝到脊髓和大腦；大腦則將脈衝解讀為疼痛並做出反應，並沿著傳出性神經纖維向外傳送脈衝到手指，指示手伸出去，並撫摸受傷的腳趾。

大約在西元前兩百年，編撰瑜伽科學《瑜伽經》（*Yoga Sutra*）的聖哲帕坦迦利（Patanjali）就指出，控制「氣」能量，亦即在調節吸氣與吐氣，消除吸氣與吐氣間暫停的情況，或是藉由屏息而擴大呼吸暫停時間。然後，藉由規律的肺部動作，就能控制心臟及迷走神經。自主神經系統負責管理體內的自主運作器官，例如消化器官的分泌、心跳及肺臟的運動等。調息與自主神經系統息息相關，我們可以藉由肺臟的運動，有意識的控制自主神經系統；雖然呼吸大部分是自主運作的，但是要在這方面拿回掌控權，是很容易就可以達到的，我們可以有意識的調整呼吸的深度、長度及韻律節奏。也正因為如此，控制呼吸顯然是控制自主神經系統運作的起點。

自主神經系統可分成交感神經系統與副交感神經系統，就如其名，兩者的作用相反，卻又能得到相互和諧的調節結果。副交感神經系統會減緩心臟跳動的速度，而交感神經系統則會加快心臟跳動的速度，兩股相反的作用調節出心臟跳動的最終速度。交感神經系統主要由兩股垂直的神經元或神經細胞叢所構成，排列在脊柱兩側。這些神經元隨著脊髓分支，擴散至胸部和腹部不同的腺體及內臟器官，形成具有副交感神經系統神經分支的神經叢。副交感神經系統的主要部分為第十對頭顱神經，亦稱為「迷走神經」，與後腦相連，沿著脊髓往下經由頸部、胸部及腹部，延伸的分支與交感神經系統形成神經叢，它的尾端連接至太陽神經叢，並藉由神經纖維連接至下方的神經叢。

想要有意識的控制自主神經系統，只有兩種已知的方法：一種是藉由系統化的呼吸練習，讓自己準備好去理解「氣」的各式載具及管道，但學員必須先學習調節肺臟的動作，如此才能調節心臟的功能，然後才能有意識的控制右側迷走神經，如此一來，心念中與自主神經系統相互協調的部分，就能被控制。倘若學員能學會調節肺臟的運作，就不再有所謂的自主神經系統，因為藉由此練習，大部分的自主神經系統就能被意識所控制。

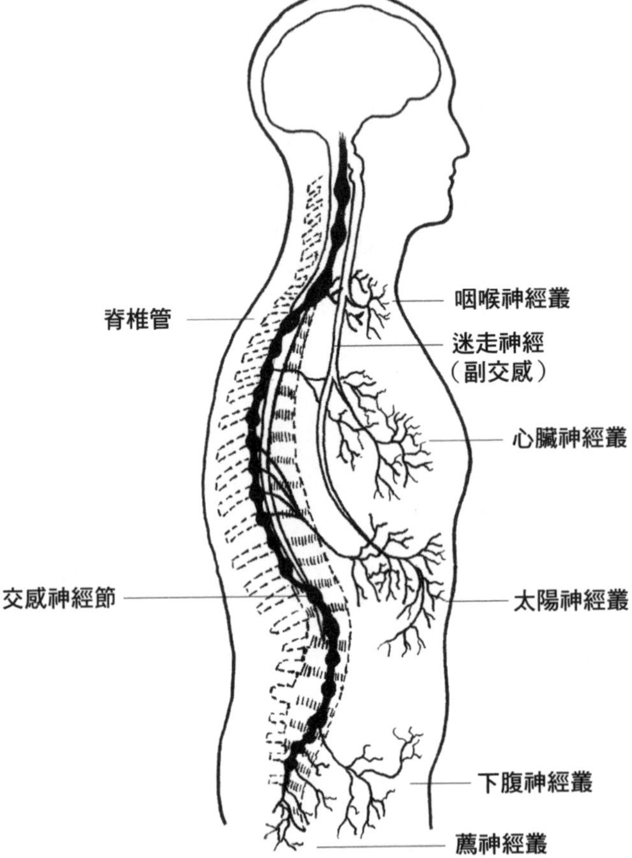
咽喉神經叢
脊椎管
迷走神經
（副交感）
心臟神經叢
交感神經節
太陽神經叢
下腹神經叢
薦神經叢

自主神經系統

另一種控制自主神經系統的方法，就是透過意志力。然而，心念越分散，意志力就越渙散薄弱。當心念被訓練到能單點專注時，意志力就會被強化。靠著意志力，我們也能隨心所欲地控制自主神經系統。

現代的科學家只會從吸收氧氣的觀點，來強調呼吸的重要性；他們關心的只是能否吸到足夠量的氧氣來活化神經系統。但是對瑜伽的呼吸科學而言，這些只是次要的考量。我們需要更細緻的知識與經驗，來研究此精微的生命力量，而不只是考慮氧氣的吸入與二氧化碳的排出。例如，古老的瑜伽解剖書指出，身體是由數千條氣脈（細微通道）所構成，而「氣」則經由此通道輸送到全身，為身體所有部位注入能量，並支撐身體各部位與數千條氣脈的運作。

根據一些瑜伽古籍的記載，人體內的氣脈共有七萬兩千條（有些書說三十五萬條），其中較為重要的有十四條，而十四條中更為重要的是這六條：ida、pingala、sushumna、brahmani、chitrani、vijnani，其中又以這三條最為重要：pingala（surya，日），流經右鼻孔；ida（chandra，月），流經左鼻孔；以及sushumna（中脈），這是當氣流在兩個鼻腔中能自由無阻礙的流動的時刻，而此時刻的擴大則稱為sandhya（結合）。在進行靜坐冥想時，運用中脈來提升靜坐冥想效能的技巧，是極為重要的。因為當中脈開始發揮它的作用時，禪修者即可不受噪音、外界的騷動，以及從無意識心念所升起的雜念所干擾。

三條主要的氣脈均起源於尾椎並向上運行。中脈位處中間，沿著脊椎管而行，在喉頭處一分為二，分為前側與後側兩個部分，兩者均止於梵穴（brahmarandra），與身體內的心室腔相對應；左脈和右脈也沿著脊柱向上運行，但呈現兩脈之間相互交叉，並與中脈有十字交叉的情況，再分別終止於左右鼻孔。

左脈、右脈與中脈在脊柱上的交會點，稱為「脈輪」（chakras）。一如車輪輻條從中心點向外發射出去，其他的氣脈也從脈輪向外散布到身體的其他部位。人體有七個主要的脈輪，包括：海底輪（muladhara chakra）位於體內脊椎底部、骨盆神經叢的層次，生殖輪（svadhishthana chakra）位於下腹神經叢，臍輪（manipura chakra）位於太陽神經叢，心輪（anahata chakra）位於心臟神經叢，喉輪（vishuddha chakra）位於咽喉神經叢，眉心輪（ajna chakra）位於鼻睫神經叢，以及頂輪（sahasrara chakra）位於頭頂。中脈的前側通過眉心輪，後側通過後腦勺，這兩部分在梵穴的位置會合。

那些有系統地研究並修習瑜伽科學的人，發現瑜伽解剖學與生理學的論述十分清晰正確，比現代科學實驗或論述能揭露出更多人體內部的機能；的確，瑜伽古籍所描述的氣脈和脈輪，與現代解剖學個別描述的神經系統和神經叢的特徵，極為相似。一些科學家嘗試建立兩個系統之間的相對應之處，但其背後的假設為神經系統與神經叢屬於身體，而氣脈與脈輪在瑜伽科學裡則稱之為「精身」（sukshma sharira）。換句話說，它們分

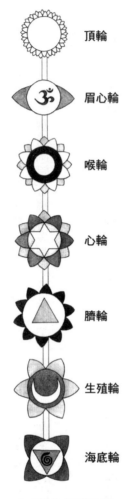

七個主要脈輪

別是神經系統與神經叢精微的對應方，在這些氣脈裡流動的「氣」，則是神經脈衝精微的對應方。瑜伽士並未藉由解剖身體的方式，來知曉精微能量的流動情況；因為為了查看精微的能量而解剖身體，將是徒勞無功的。他們藉由繪製「氣」在此網絡內流動的路徑圖，發現了氣脈與脈輪網絡，並藉由靜坐冥想內觀實驗，開發出氣脈路徑圖的繪製能力。

身體的形狀建構在精微的氣脈之上，並被在網絡內流動的「氣」能量所支撐著。對一般人來說，每一個個體日常生活所運用到的活力與創造力，僅為「氣」總量極微小的片段，絕大部分仍有待開發，為具有很大潛力的種子狀態。瑜伽古籍稱這種潛藏、儲存在體內的能量，為「昆達里尼」（kundalini），就如同蟄伏、沉睡在尾椎部位的海底輪的靈蛇一般。此外，對一般人來說，「氣」僅在左脈或右脈流動，而不會流經中脈，這條中脈通常被堵塞在脊柱底部（而未能發揮其作用）。

調息的技巧，乃著眼於弱化左脈與右脈的個別支配優勢，同時打開中脈，讓「氣」能被導入中脈。瑜伽士在此時會感受到極大的喜樂，而不再受到時間、空間、因果的束縛。而且，由於中脈大開，瑜伽士得以喚醒蟄伏在海底輪的昆達里尼能量，並引導它沿著中脈往上行，突破六個脈輪到達頂輪。這種喚醒及提升此蟄伏的昆達里尼能量，且與頂輪相結合的現象，與夏克提（shakti，宇宙的勢能）與希瓦（shiva，宇宙的覺識）相結合的意義相同。藉此結合，瑜伽士從所有的痛苦梏桎中解脫，將自己的本我（atman）和梵（Brahman）融合為一。

調息為八肢瑜伽裡的其中一肢，有些人稱前四肢為哈達瑜伽（hatha yoga），後四肢為王道瑜伽或王道之路（royal path）。前四肢初階修行依序為：戒律（yama，自制）、善律（niyama，遵從）、體式（asana）、調息（pranayama）。後四肢更高階的修行依序為：內攝（pratyahara，收攝感官）、專注（dharana），禪定（dhyana，靜坐冥想）、三摩地（samadhi，超覺狀態，生死輪迴的終極解脫）。

要控制心念的先決條件，是要先控制呼吸並平息神經系統的躁動；而要達到終極征服生命能量「氣」的前提，則是要先控制自己的心念。對瑜伽士而言，肉體、呼吸、神經系統、心念、「氣」及宇宙，都是連續一體的，不會在其中加入人為的分別心。然而，西方人的想法則傾向於將它們劃分區隔清楚。例如，生理學與心理學就維持它們個別的身分。直到最近，科學家才承認精神與身體細胞之間的相互作用關係，以及疾病受到精神心理根源的影響，這些議題終於變成受重視的研究主題。

根據瑜伽與「調息」的理論，疾病的產生肇因於「氣」在身體內的流動失去均衡的結果。身體及心念兩方面皆須倚賴「氣」的支撐，其間互動的程度出乎我們平常的想像，例如憤怒、恐懼、焦慮等情緒反應，都會強烈地限制身體正常的生理蠕動（peristalsis），另一個例子就是情緒對呼吸的影響——當我們害怕時，呼吸會變得淺而急促；當我們感覺到沮喪時，呼吸則會變得沉重而費力。

心理學家指出，個性類型與呼吸模式之間具有相關性。瑜伽士認為，呼吸與心念之間存在著對等的關係，若某種心念狀態會造成某種呼吸模式，那麼相反的，如果藉由有意識的採用該呼吸模式，我們即可喚起相對應的心念狀態。瑜伽士斷言，如果我們改變呼吸模式，就能改變個性，當我們的心念受到干擾時，呼吸就會變調，會變淺、變快且不均勻。藉由有意識的呼吸覺察，再經由鼻腔吸吐氣與橫膈膜運動，讓呼吸變得深沉緩慢、恆速、平順、規律節奏、安靜無聲，以及吸氣吐氣比維持一比一時，我們就會明顯感受到緊張壓力的紓解、身心的放鬆與泰然自若。

基本的呼吸與淨化技巧

呼吸是身體最重要的功能，但多數人並不知道在兩個鼻孔內流動的空氣量並不均等，而是某個單側鼻孔較另一側更活躍（主導）的時間較多，原因是在鼻中膈的兩側有名為「鼻甲」的組織，是用來調整鼻內氣流的通道。這些上面覆有黏膜的鼻甲，由可勃起的組織所構成，當鼻甲組織勃起時，會改變氣道的內部結構以抑制或阻擋氣流，由此可以說明經由鼻孔的呼吸氣流量並不均等的原因。

瑜伽呼吸技巧的目的之一，在於均勻雙側鼻孔內的氣流，這是削弱左脈與右脈的支配優勢，打開受堵塞之中脈的先決條件。此時，我們會採用「鼻孔交替呼吸法」的呼吸技巧，可以使得左右鼻孔能均勻呼吸，接著打開中脈。均衡左右鼻孔的呼吸流量，可以鎮定思緒，並引領心念進入深度冥想狀態。

鼻腔沖洗法

要均衡左右鼻孔呼吸流量的初步措施，就是先清洗鼻腔通道，此為瑜伽手冊所描述的一項技巧，名為「鼻腔沖洗法」（以溫鹽水進行潔淨）。在溫水中加入約八分之一茶匙的岩鹽（此食鹽水的鹹度應相當於淚水的鹹度，若鹹度過高，鼻腔會有刺痛感，若鹹度不夠，將在鼻腔內產生不舒服的壓力）。將頭向一側傾斜，把水灌入其中一個鼻孔，讓鹽水溶液從另一個鼻孔流出。此溫鹽水不僅能溶解並洗去累積的黏液和灰塵，還能藉由逆滲透膜作用，從腫脹的鼻甲組織中吸出多餘的水分，並能促進鼻竇裡面的廢物排出。

若先從左鼻孔注鹽水，從右鼻孔流出，接著再將鹽水由右鼻孔注入，從左鼻孔排出，如此可徹底清潔呼吸道。在試圖自己練習這個洗鼻法之前，建議尋求合格教師的個人指導。每日進行鼻腔清洗，可以避免鼻竇阻塞，也較不容易感冒或是遭受其他經由呼吸所造成的（病毒）感染。

線串清潔法（Sutra Neti）

在此練習中，我們將一條附有棉花串的細橡皮管塞入一側鼻孔，再從嘴巴將線拉出來。用棉線也可以，只是線的底端要用蠟加硬，而且所有器物都要先經過消毒。此外，就如前文所述，在你第一次嘗試之前，建議要先由一位合格的教師來示範此清潔法。此清潔法可以清潔鼻腔通道，強化黏膜組織，並對眼睛有益。

有節奏的橫膈膜式呼吸法

在呼吸控制法中，最重要的面向就是有節奏的橫膈膜式呼吸法。一般人經常是使用胸部肌肉而非橫膈膜來呼吸，這種呼吸經常是短淺、快速且不規律的，其結果是獲得豐富血液供給的下肺葉，反而無法獲得足夠的透氣，造成肺臟與血液之間無法進行足夠的氣體交換，呼吸生理學家稱這種現象為「換氣灌流異常」（ventilation-perfusion abnormality）。使用橫膈膜式呼吸法，即能將這種血液灌注與透氣之間的不均衡現象減到最少。證據顯示，橫膈膜式呼吸法還會帶來許多額外的益處，例如：增加胸腔的吸氣壓力、改善靜脈血液的回流效能，因此可以減少心臟負擔、強化循環功能等。

雖然對大多數現代人而言，胸式呼吸已經變成一種很自然且非自我掌控的情況，但事實上，它卻是在進行另一種「戰鬥或逃跑」的反應。當任何有機體遭受外部壓力或危險的挑戰時，就會激發這種反應。由於呼吸與心念之間的交互作用，採用胸式呼吸時，就會反過來出現與戰鬥或逃跑反應有關的緊張及焦慮症候群，呼吸會變得短淺、急促、不穩定，結果造成心念也會產生相對應的不穩定躁動狀態。所有讓身體、神經系統與心念放鬆的技巧，都會因為胸式呼吸而失去功效，除非改換成深度、均勻、穩定的節奏橫膈膜式呼吸法。

雖然橫膈膜式呼吸法簡單、容易又有益處，但是在讓它變成身體自主運作的一部分之前，要經常做有意識的練習培養，直到成為習慣為止。最簡單的練習方法之一，即為躺在墊子或地毯上，一隻手掌心置於胸口中央，另一隻手的掌心置於胸肋骨下緣、腹部上緣處，吸氣時，胸廓下緣應會擴張，腹部會上升；吐氣時會發生相反的情況，而胸腔上半部幾乎不應移動。經常練習這個動作，經過一陣子之後，你將發現自己的身體會自然且習慣地進行橫膈膜式呼吸法。

接下來，就要培養使橫膈膜式呼吸變得更和諧、更有節奏的習慣。觀察每分鐘呼吸的速度，一點也不困難，卻對健康具有高度治療的效果。一般人平均每分鐘呼吸十六到二十次，當吸氣吐氣兩者皆變得緩慢、平順時，呼吸也會變得較輕鬆。

更甚者，現代科學家發現，在吸氣時毛細血管的血液會滲入肺泡中（吐氣時血液會再次回到循環系統中），因此，延長吸氣的長度，可以提供更充裕的時間讓氧氣與血液之間的置換發生，所以，你首先應該要學習放慢吸氣速度。節奏橫膈膜式呼吸法還能將更多空氣及氧氣帶入肺臟氣囊和血流中，增加靜脈血（無氧血）回流至肺臟，傳送更多的血液至肺泡的毛細血管。

橫膈膜式呼吸法可以穩定的站姿、坐姿或是仰躺進行——將雙手置於身體兩側，掌心朝上，雙腿稍微分開（此姿勢為攤屍式〔shavasana〕）來練習。從鼻孔進行吸氣及吐氣，呼吸時應安靜無聲，待完全將氣吐乾淨後，立即開始吸氣；吸吐之間，暫停的間隔時間應縮短到最小。再次提醒，要從鼻孔呼吸且不要發出聲音。

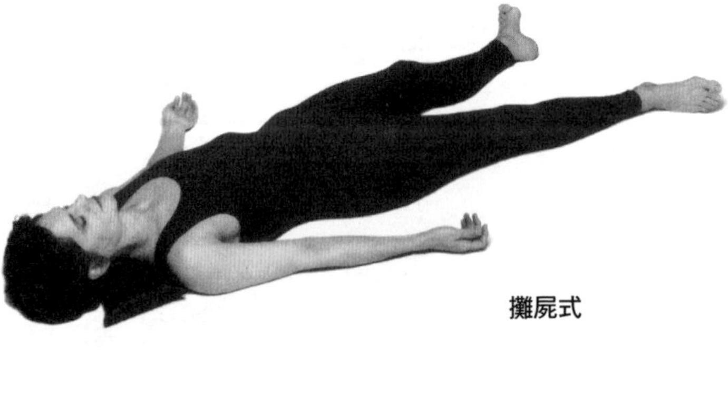

攤屍式

鱷魚式橫膈膜式呼吸法

假如你不清楚或基於某些原因而無法以坐姿練習橫膈膜式呼吸法，可以從鱷魚式開始練習。採取腹部貼地的俯臥姿勢，雙腳舒適的張開，腳趾向外，雙臂交叉置於身體前側，將手掌放置在二頭肌上。將手臂位置放好，使得胸部不會接觸到地板，然後將額頭放置在前臂上。

這個姿勢非常適合用於教學練習，讓你能實地感受用橫膈膜進行呼吸時的身體變化。吸氣時，會感覺到腹部頂住地板，吐氣時，會感到腹部肌肉放鬆，如此便能輕易地感受到橫膈膜的運動。

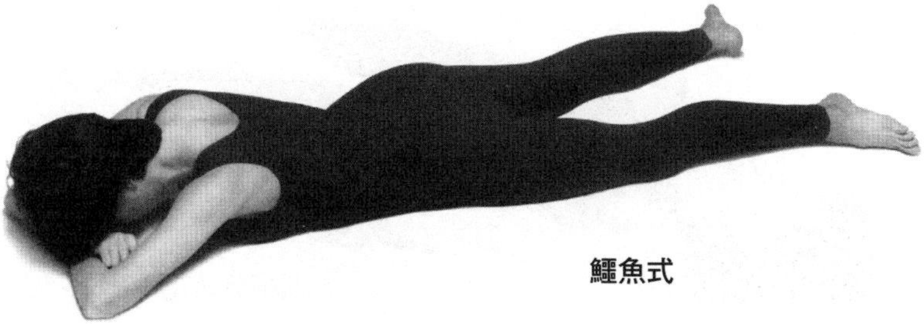

鱷魚式

沙袋橫膈膜式呼吸法

這項練習會鍛鍊腹部與橫膈膜的肌肉，也會調整肺臟的動作，以配合橫膈膜肌肉的運動。以攤屍式仰臥，輕閉雙唇，從頭到腳放鬆全身。平順呼吸。將大約兩公斤的沙袋（或米袋）輕放在腹部，若你有心臟、肺臟、血壓方面的異常，則將沙袋置於肚臍下方的肌肉上。注意，不要將沙袋置於骨盆帶上。

閉上眼睛並開始呼吸，感覺沙袋在吸氣時被抬高，吐氣時下降；吸氣時必須使力，但吐氣時則不需用力。三到五分鐘後取下沙袋，放鬆休息數分鐘。

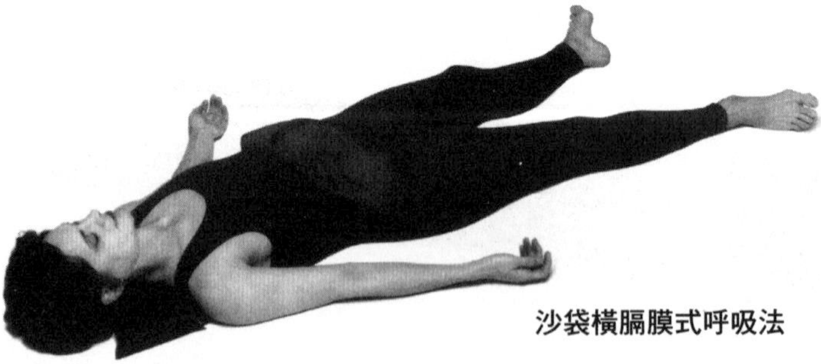

沙袋橫膈膜式呼吸法

若經常練習，可每兩週增加沙袋的重量，但請循序漸進，以感覺到舒適為優先，沙袋最重請勿超過七公斤。

橫膈膜式呼吸法會大幅降低呼吸的速度，學員需先完成此基本練習，才能進到下一個階段的高階練習，並享受呼吸科學所帶來的好處。

將空氣吸入肺臟下層深處，能帶來全方位的健康，因為心囊連接著橫膈膜，深呼吸時會使得橫膈膜下降，將心臟往下拉向腹部。當肺臟從下而上充滿空氣時，會產生壓縮效果，並輕柔按摩著心臟。當橫膈膜收縮及放鬆時，也會按摩到心臟、肝臟及胰臟，幫助改善脾臟、胃、小腸及腹部的機能。

若每天練習十次節奏橫膈膜式呼吸法，並持續至少兩個月，逐漸且等長地延長吸氣和吐氣的長度之後，你的身體就會感覺到深度放鬆，甚至比最深沉的睡眠所獲得的休息感覺更好，你就能免受緊張壓力與疲勞之苦，而緊張壓力與疲勞是許多身心失調疾病的根源。你的神經系統將變得鎮定，聲音和臉部會呈現出安祥感；聲音會變得甜美，臉上粗糙嚴肅的線條與皮膚，也會被柔和、青春的光澤所取代。

鼻孔交替呼吸法

另一個優異的呼吸法就是「鼻孔交替呼吸法」（Nadi shodhanam），從字面上直譯為「氣脈淨化」，其作用在於清潔、淨化能量循環通道（氣脈）。它能有效地幫助你深度放鬆身心，同時平衡人體的右脈（pingala，日能量）與左脈（ida，月能量）。然而，過度的日能量會讓人情緒躁動不安、加速生理老化；過度的月能量則讓人昏沉、懶散、鬱悶、沮喪。

一、以輕鬆、穩定的姿勢，坐在平穩、安靜、通風的場所，頭部、頸部及軀幹挺直，在整個練習過程中要持續保持呈一直線。身體也應保持不動。

二、右手靠近鼻子，食指與中指彎折起來，讓右手拇指能輕輕按壓住右鼻孔，無名指能輕輕按壓住左鼻孔（此為毗濕奴手印〔Vishnu mudra〕）。

三、關住右鼻孔，從左鼻孔緩慢並有控制、不急促、不抖動地完全吐氣。

四、吐氣結束時，以無名指關住左鼻孔，打開右鼻孔，緩慢完全地吸氣。吸氣時亦應緩慢、平順並加以控制，時間長度與吐氣時相同。

五、重複「先由左鼻孔吐氣，再從右鼻孔吸氣」的循環兩次。

六、在第三次從右鼻孔吸氣結束時，從右鼻孔完全吐氣，而無名指繼續關住左鼻孔。

七、在右鼻孔吐氣結束時，關住右鼻孔，從左鼻孔吸氣。重複「先由右鼻孔吐氣，再從左鼻孔吸氣」的循環兩次，即完成練習。

總而言之，此練習包含三次從左鼻孔吐氣及右鼻孔吸氣的循環，接著再進行三次從右鼻孔吐氣及左鼻孔吸氣的循環。

在晚間練習時，要先進行「由右鼻孔吐氣，再從左鼻孔吸氣」的循環三次，接著是三次「由左鼻孔吐氣，再從右鼻孔吸氣」的循環。在所有階段的練習中，吐氣與吸氣的時間長度應為相同，吐氣與吸氣間沒有停頓。採用橫膈膜式呼吸法，緩慢控制呼吸，不要用力。接著，再逐步練習延長吸吐氣的時間長度。

不同的瑜伽典籍對此呼吸法的基本技巧描述略有相異之處，但學員應避免經常改變技巧，規律地固定練習同一種技巧，才能獲得此呼吸法帶來的全面優點。部分典籍裡，提到在吸吐之間要暫停、屏息不呼，這是進階的練習內容，應僅在合格教師的帶領下進行，否則可能會對學員造成無法彌補的傷害。在不影響有節奏、平穩及均勻的吸吐情況，且有適當的教師帶領下，才可以練習屏息，並逐漸拉長屏息的時間。建議的吸氣、屏息與吐氣時間長度比例為一比四比二。在熟悉先吸氣後屏息的要領後，學員可練習在吐氣後屏息，接著再逐漸延長屏息的時間長度。

調息法是一項高度發展且複雜的科學，其進階技巧需要有專業人員的引導，不能僅憑靠閱讀書籍裡的說明就輕易嘗試。除非你已熟稔這些高階技巧的基本知識，否則容易造成傷害，因為學員可能會不小心喚醒超過自身能耐所能容納及控制程度的巨大能量。

不含屏息的鼻孔交替呼吸法，以及其他根據以下指令所描述的調息法，都可以被安全地練習。但還是要再提醒一次：屏息練習需要得到熟練調息法的合格教師之許可並從旁指導，才可以練習。

頭顱發光調息法（Kapalabhati Pranayama）

Kapalabhati 的字面意思為「讓前額及全臉散發出光彩的調息法」，俗稱「頭顱發光調息法」、「頭顱清明調息法」，是一種清潔淨化呼吸法，它可以清潔鼻竇及所有的呼吸道，增進排除體內有毒的廢棄物，並刺激腹部肌肉與消化器官，讓練習者感到心情愉悅。此呼吸法也是在早上進行冥想前的絕佳充電暖身法。

這個練習包括使用橫膈膜及用力收縮下腹部肌肉，以強迫、短促、用力地吐氣，然後放鬆腹部肌肉，緩慢被動的吸氣，快速連續進行「主動用力的吐氣，再被動的吸氣」循環練習多次。一開始，每天可練習七至二十一回合，視你的能耐而定。

風箱式調息法（Bhastrika Pranayama）

Bhastrika 是「風箱」的意思，也是一種「充電」呼吸法，可用於淨化呼吸系統，並幫助提升新陳代謝的機能。一般適合在早上與白天練習。

在做此練習時，腹部肌肉要像風箱一樣動作。此調息法的益處，以及應用橫膈膜和腹肌的方式，都與頭顱發光調息法類似，差別只是在吸氣與吐氣時都要用力，且每一回合之間要快速連結。根據每個人的能耐，可以嘗試每次練習七至二十一回合。

烏佳依調息法（Ujjayi Pranayama）

Ujjayi可解譯為「控制或經由呼吸擴張帶來的勝利」，俗稱「海浪呼吸法」（亦譯為「勝利調息法」）。此調息法可以將最大量的氧氣帶進體內，避免短淺、無效率的胸式呼吸；它能強化肺臟換氣的情況，有助於袪痰、安定神經系統，並讓全身充滿活力。此調息法也是在練習瑜伽體位法時，主要應用的呼吸方式。

進行烏佳依調息法時，要半關閉聲門，進行緩慢深度的吸吐氣，並發出類似啜泣但均衡連續的聲音。吸氣時，上顎根部位會感覺到吸入的空氣，伴隨「sa」的嘶嘶聲；吐氣時，上顎根部位會感覺到排出的空氣，伴隨有「ha」的氣音。吸氣時，稍微收縮腹部肌肉；吐氣時，在腹部施加壓力，直到將空氣完全排出為止。

蜂鳴式調息法（Bhramari Pranayama）

Bhramari為一種大型蜜蜂，進行此調息法，吐氣時會發出類似蜜蜂的嗡嗡聲，完全靠兩個鼻孔吸氣。吐氣方式一如烏佳依調息法，因此會發出蜜蜂般的嗡嗡聲。重複這個動作二至三分鐘，有舒緩神經系統與鎮定心念的效果。

嘶聲調息法Ⅰ（Sitali Pranayama）

這兩種嘶聲調息法有冷卻並舒緩身體的效果。伸出舌頭，從左右兩邊捲起舌頭，就像個管子一般讓舌尖伸出嘴唇外，吸氣時會發出「嘶嘶」

聲。用兩個鼻孔完全吐氣。重複三次。

嘶聲調息法II（Sitkari Pranayam）

捲起舌頭，盡量朝著柔軟的上顎往後伸展，嘴唇略為分開，咬住牙齒，從齒間吸氣發出嘶嘶聲。用兩個鼻孔完全吐氣。重複三次。

* * *

以下描述三項重要的瑜伽呼吸技巧，但這三種僅能在合格教師的指導下，才可進行練習。有經驗的教師可在進行練習時引導學員避免傷及心肺。

太陽穿透調息法（Surya Bhedana Pranayama）

在進行調息法時，要從右鼻孔吸氣，屏息，然後從左鼻孔吐氣。

暈眩式調息法（Murccha Pranayama）

從兩個鼻孔吸氣後，應用喉鎖鎖住氣，再緩慢輕柔的吐氣。

漂浮呼吸法（Plavini Pranayama）

Plavini為最高階的呼吸法之一。先讓胃部充滿空氣，並於空氣停留在胃裡時，也將肺臟充滿空氣，屏息，最後再吐氣。視需要重複這個「吸氣、屏息、呼氣」的程序多次。（又譯「流溢式調息法」。）

其他還有一些更稀少的進階呼吸練習法，僅由導師傳授給其道行較高的弟子。

《瑜伽經》的作者帕坦迦利除了解釋控制心念的方法之外，也包含調息。在《瑜伽經》一之三十四節中，他使用不同的字眼來說明吸氣、吐氣及屏息。根據他的說法，控制呼吸之間的停頓稱為「調息」（pranayama），意即控制、去除及擴大呼吸之間的停頓，即為調息；在梵文中，呼吸間的停頓稱為「Kumbhaka」。因此，《瑜伽經》一之三十四節是一個格言，能讓合格教師可以用此簡短的註解來解釋「調息」。事實上，在練習時，「調息」包含了「屏息」的意思，雖然不同的作者對此有不同的解讀，但是所有的呼吸練習都是為了要控制、消除及擴大那個「屏息」。

哈達瑜伽的教科書中提到八種不同的「屏息」法，它是一項很實際的主題，但只有真正的瑜伽士才知道「呼吸之間停頓」的奧祕。應在合格教師的指導下小心練習「屏息」，切勿僅憑閱讀文字內容即進行練習，絕對不能在沒有持「鎖印」的情形下練習「屏息」（kumbhakas）的功夫。

鎖印及其應用

所有瑜伽學員都被嚴格要求：在沒有應用鎖印（bandhas）之前，不得練習屏息。bandhas為梵文「鎖」的意思，鎖印共有三種：喉鎖（Jalandhara Bandha）、腹鎖（Uddiyana Bandha，又譯臍鎖），以及根鎖（Mula Bandha）。

喉鎖

內外頸動脈（位處於頸部兩側）負責將血液輸送到大腦，當透過喉鎖的動作對這些動脈加以施壓時，傳至大腦的神經脈衝會減弱身體的意識，而出現恍惚的狀態；這個鎖印也會降低心跳速度，並且使意識得以控制「識脈」（vijnani nadi）。據說在《希瓦本集》（*Shiva Samhita*）這本經典裡提到，若對頸動脈神經施壓，心念即會體驗到喜樂狀態；換句話說，當在吸吐氣時應用喉鎖，即能輕易控制識脈，但瑜伽士經常需要長時間

（有時數年）才能熟稔喉鎖的技巧。

若在屏息時未能同時進行喉鎖，那麼在吸氣之後，即使在關閉聲門的情況下，空氣也會衝出去。空氣會從耳蝸管衝出並干擾到內耳的功能，造成多重生理失調的情況。因此，為了避免發生身心機能失調的狀況，必須運用喉鎖，其作法是先關閉聲門；再運用喉鎖的技巧，即能輕易進行屏息練習。

在印度，有些醫師會在病人的頸動脈上施壓，以達到瑜伽麻醉的效果。他們甚至使用此麻醉法來動小手術。同樣的原則也被武術專家運用，尤其在功夫學校。小孩子有時會無意識的施壓在頸動脈上，去體驗「昏迷」的喜樂感。藉由喉鎖，瑜伽士能有意識的控制此現象，並因此在進入禪定之前，先進入喜樂狀態。

腹鎖

腹鎖這個動作會動用到橫膈膜、肋骨及腹部肌肉，練習這個鎖印時，可以使用站姿或任何一種靜坐坐姿。使用站姿時，雙腳打開約兩呎寬，脊椎打直，膝蓋微彎，上半身從腰部往前彎，直到雙手掌心能放置於膝蓋上。徹底吐氣，將下巴頂住喉頭凹處。在不吸氣的情況下，將腹部肌肉往

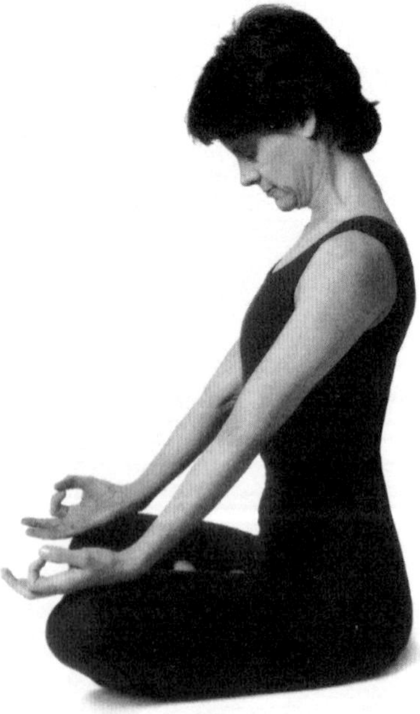

喉鎖

內往上吸，將肚臍推向脊椎；這個動作會將橫膈膜向上拉，在胸肋骨下方的腹部前側產生一個凹洞。背部微拱，在舒適的情況下保持這個姿勢，然後緩慢的吸氣並放鬆。

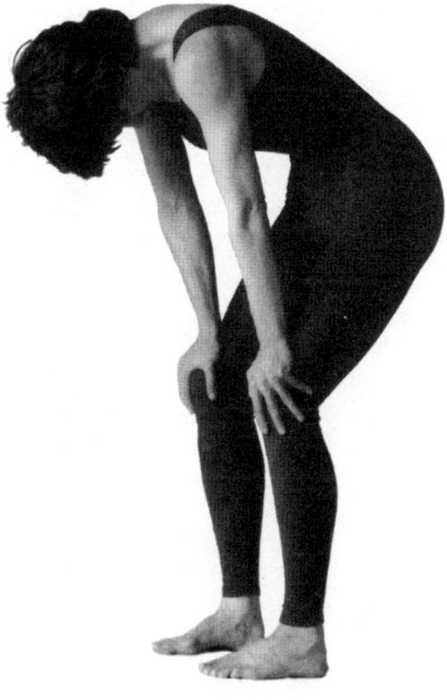

腹鎖

不要強迫腹部肌肉向外推；力量只用來將腹部肌肉往內往上拉。有高血壓、疝氣、胃潰瘍或心臟方面的疾病者，請勿進行此練習。經期中或懷孕婦女也請勿練習。提腹是對腹部器官最有益的動作之一。

根鎖（Mula Bandha）

根鎖是一項收縮括約肌的練習，括約肌外部與內部肌肉兩者皆收縮並鎖住。根鎖經常配合調息法，或在靜坐冥想練習時被使用。

手印式（Mudras）

Mudra是「封印」的意思，在瑜伽典籍裡提到多種手印，包括摩訶身印（maha mudra）、逆舌身印（khecari mudra）、馬印（ashvini mudra）、瑜伽身印（yoga mudra）、金剛身印（vajroli mudra）、智慧手印（jnana mudra）、毗濕奴手印等。

在打坐時，我們經常使用智慧手印。一旦學員安置好雙腿、雙腳，並將身體保持在舒適的坐姿之後，就要將手臂、手、手指做適當的安排，避免它們變成分心的來源。然後再結智慧手印。雖然有多種手指的安排法，但最簡單的就是拇指與食指相接，掌心朝下放在膝蓋上。在做鼻孔交替呼吸法的練習裡，我們應用的是毗濕奴手印。

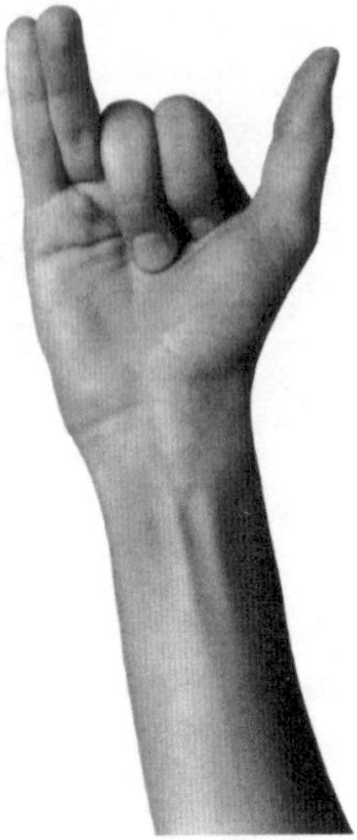

毗濕奴手印

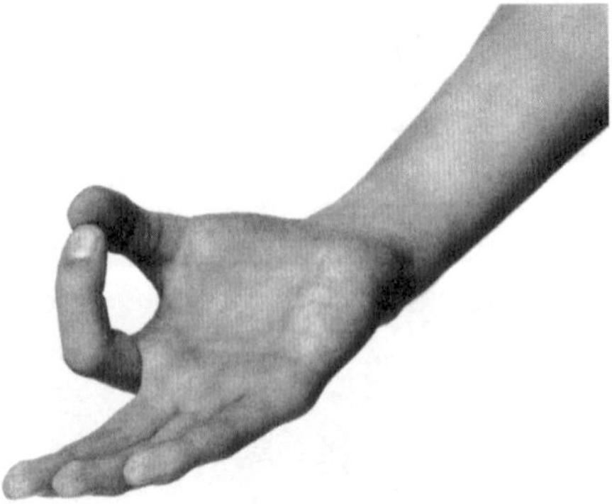

智慧手印

呼吸覺察在冥想時的重要性

呼吸覺察練習是在進行靜坐冥想時不可或缺的一環，正統的禪修學派在帶領學員進入較高階的禪修技巧之前，會先教導學員練習對呼吸的覺察。但是有些現代學派就未能把握住這個重點，這就是為何其教師未能帶領學員進入深度禪定狀態的緣故。

我們的心智習慣於將自己與外在世界的物件認同，只要繼續維持此種渙散的狀態，我們就不會知悉心念的內在狀態，但是經由系統化的訓練之後，心念即會變得內斂，開始朝向內在更精微的意識層次前進；當我們到達一種完美的寂靜不動（stillness）與寧靜狀態時，超越心念的意識狀態就會自我顯現。

學習冥想時，保持心念的寧靜是一項重要因素，但更重要的是對呼吸的覺察。冥想的主要步驟為：

一、找出適合自己的穩定、舒適與輕鬆的姿勢，並讓頭部、頸部和軀幹成一直線。

二、調息，將呼吸調為平順、安靜、規律、均勻。

三、安定、穩住心念，因為心念是用來體驗生命深層存在唯一的工具。

四、控制心念有意識的層面，因為這種控制可以讓我們更加有活力與創意。

五、將自主運作系統及潛藏浩大心念的無意識心念層面，例如記憶等，變成能夠以意識加以控制。

六、心念覺察到自己會受到時間、空間及因果關係的制約。藉由靜坐冥想來訓練心念保持對當下的覺察，並體會當下是通往永恆的門戶。

七、藉由有規律的靜坐冥想練習，發展出經常不斷的自我覺察，即能到達最高階的「圖瑞亞」（turiya）狀態，心念將充滿喜樂、安祥、愉悅與智慧。

在經過審慎的觀察，以及分析心念的活動和特質之後，瑜伽士發現，我們的心念已養成一種受制約的習慣，不是經常在追憶過去的經歷際遇，就是經常在想像或擔憂未來。除了靜坐冥想之外，沒有一項技巧可以幫助我們的心念回到當下，只有冥想才是將心念帶回到此時此刻的唯一技巧。冥想並非是一種讓心念恣意漫遊的方法，而是一種有意識的協調及整合身體、呼吸與心念的努力。在修道院的傳統裡，上師只有在見到學員已顯現出身體能安靜、穩定不動、呼吸平順寧靜的跡象時，才會教導學員更高階的冥想技巧。

當學員剛開始學習如何使身體靜止不動時，會覺察到以前從沒有感受到的許多顫抖、抽筋及晃動現象。我們從小即被教導如何「動」，卻沒有人教我們如何「靜止不動」，而如何不動地坐著是一項極為重要的技巧，因為當身體越少晃動，心念也就越能穩定。身體所有的顫抖、晃動現象，都是起因於我們有一顆沒有受到規範與訓練的心念。當學員在仔細檢視自身的行為時，就會發現到沒有任何一項動作、手勢與身體語言是獨立存在的。先要心動，才會有身體晃動；身體晃動得越厲害，心念就會更失焦、渙散。當學員學會如何讓身體靜止不動，並開始練習呼吸覺察與冥想的技巧之後，他就會發現自己能以意識控制自己的身體、呼吸及心念。

所以，我們一定要學習的第一件事，就是讓身體不動如山。所謂正確的姿勢，就是讓我們的身體能安穩、舒適坐著的姿勢，並讓身體的全部或大部分免於承受其他部分的壓力。

簡易坐（Sukasana）

身體坐直，讓頭部、頸部與軀幹呈一直線，將左腳放在右膝下、右腳放在左膝下，將每側膝蓋安放在另一側的腳上。將手放在同側膝蓋上，大拇指間碰觸食指指尖（指鎖），這就是適合初學者的坐姿。

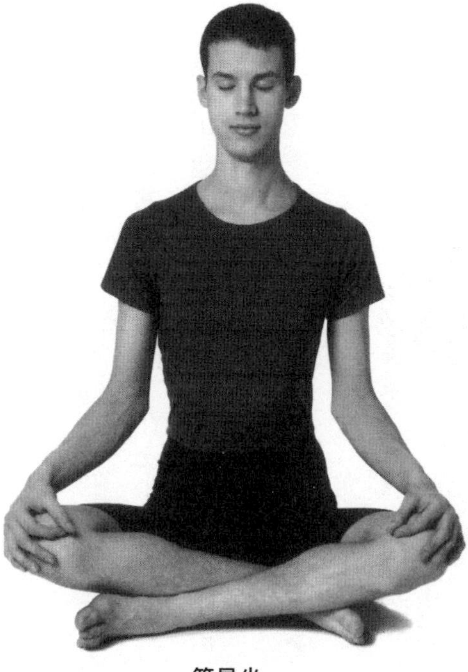

簡易坐

吉祥坐（Svastikasana）

在古時候，svastika 象徵神聖的祝福，在此做姿勢時，腳跟和踝骨不對齊。彎曲左腿，並將左腳腳底頂住右大腿，將右腳放在左小腿上，並將右腳的外緣與腳趾頭放在左大腿與小腿肌肉之間，右大腳趾要露出來。再拉出左腳腳趾頭，放在右大腿與小腿之間，讓左大腳趾露出來。將雙手手掌放在同側的膝蓋上，手指形成智慧手印。

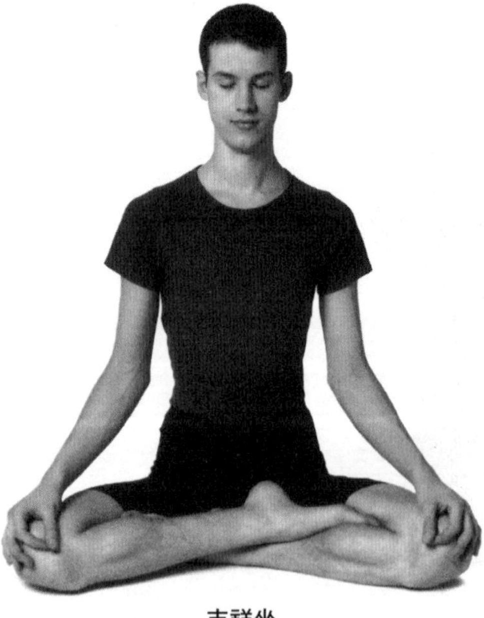

吉祥坐

至善坐（Siddhasana）

這是瑜伽士最喜歡採用的坐姿。進階瑜伽士以此坐姿來進行數小時的冥想，或是練習進階調息法。將左腳腳跟頂住會陰，右腳跟放在生殖器上方的恥骨上。調整好你的腳和腿，讓雙腳踝呈一條線排列，或相互碰觸。將右腳的腳趾頭塞入左大腿與小腿之間，讓大腳趾露出來。這是對瑜伽修行最好的坐姿，但是對初學者而言可能會不太舒服。

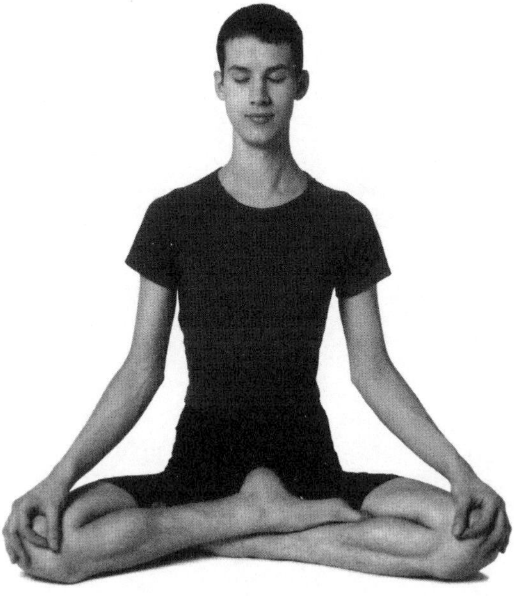

至善坐

蓮花坐（Padmasana）

Padma是蓮花的梵文，它是瑜伽的象徵，因為就如同蓮花之出汙泥而不染，瑜伽士也是生活在凡塵之中，卻仍能保持超然其上。此坐姿隱含許多好處。在做此坐姿時，你應該穩定地坐在墊子（或是摺成四摺的毯子，或枕頭）上。彎曲左腿，腳底朝外，並將腳牢牢地放在右側鼠蹊上。同樣地，彎曲右腿，腳底朝外，並將它牢牢地頂住腹壁。將雙手手掌放在同側的膝蓋上，手指形成智慧手印。在此坐姿時，要同時應用根鎖就較為複雜，若沒有專家的指導，請不要輕易嘗試。在蓮花坐姿時，同時應用根鎖，肯定會影響腸道的蠕動，並產生胃部的問題。然而，短時間的蓮花坐是對腹肌最有益處的練習之一。

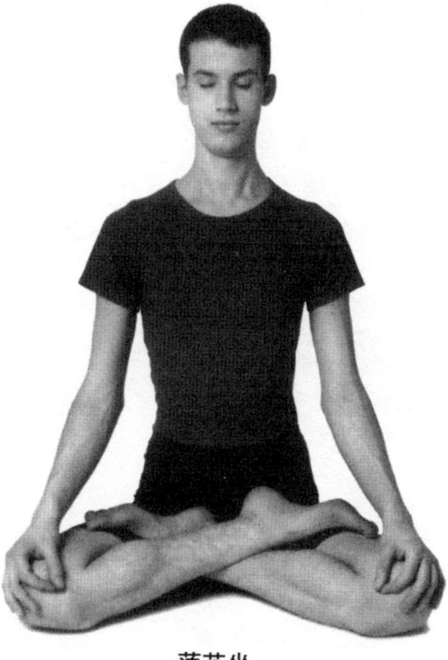

蓮花坐

高位坐／友誼坐（Maitri Asana）

對許多不習慣坐在地上的現代人來說，比較方便的方式還是坐在一張直背的木椅上，讓頭部、頸部和軀幹保持挺直，並將雙手放在膝蓋上。雙腿不可交叉，腳底要牢牢平放在地上（或毯子上）。佛教徒的經典對高位坐做此描述。

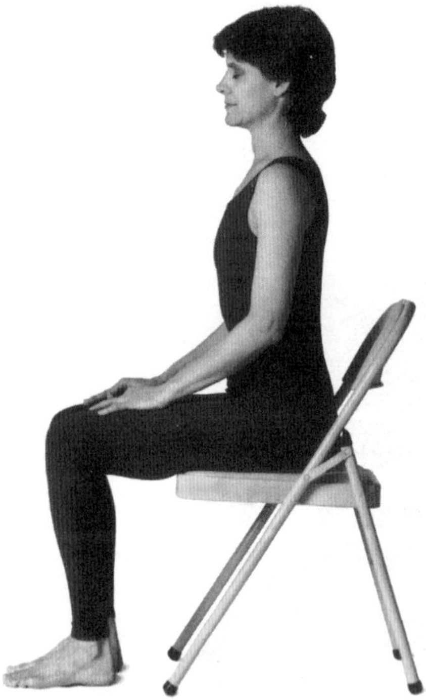

高位坐／友誼坐

金剛坐（Vajrasana）

以跪姿坐著，讓頭部、頸部與軀幹呈一直線，手心朝下，將雙手放在膝蓋上。此坐姿大部分用於非瑜伽練習場合，如禪宗與伊斯蘭傳統，它也可以用來做為冥想練習，但是如果練習時間過長，有時可能因過度伸展腳部韌帶而造成肌肉拉傷。

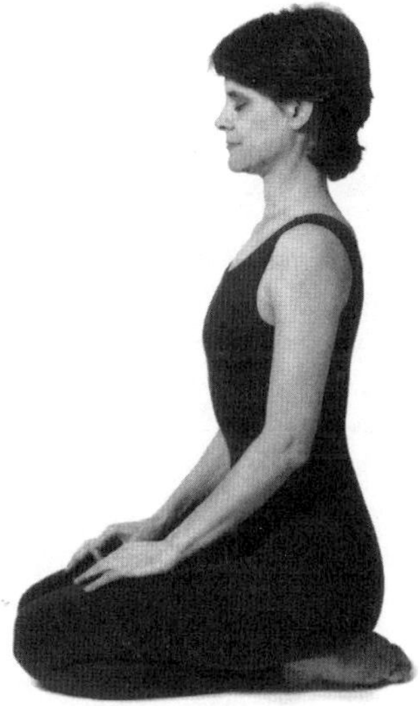

金剛坐

當學員可以維持舒適、穩定、輕鬆的姿勢，完全靜止不動的坐著時，就能開始察覺自己的呼吸。對呼吸的覺察是體驗更高階意識及心念專注集中的可靠導引，讓冥想修習者能準備好開始喚醒中脈。

依我的見解，「喚醒中脈」代表不受干擾並處於喜樂的心念狀態，它發生在當空氣開始能在兩側鼻腔內自由平順地流動時，而這種心念狀態是進入心念更深層意識的必要條件。因為心念若未能進入喜樂的狀態，就無法保持穩定，而不安穩的心念是完全不適合進行冥想的。另一個瑜伽學派，昆達里尼瑜伽學派則主張，若未能喚醒中脈，是不可能達成深度禪定狀態與喚醒昆達里尼能量的。喚醒中脈僅有三種技巧：一是集中心念在人中部位（雙鼻孔出口之間的鼻橋）；二是進行調息練習，同時鎖住喉輪；三是觀想脈輪系統。

只有當學員開始能享受身體靜止不動的樂趣時，喚醒中脈的流程才有可能開始。當學員以舒適穩定的姿勢，安坐在寧靜的環境，且當身體不再顫抖成為干擾的來源時，心就能開始專注於呼吸的流動，此時他會瞭解有四種不規律的呼吸情況：淺、急促、雜音，以及最困擾人的吸吐之間的暫停現象。

在經典裡，對吸吐之間的暫停有許多描述，但是只有練習才能讓人增加對其重要性的認識。當學員開始專注於呼吸之流時，此暫停會讓他分心。有些經典說，此暫停可以被擴展；有些經典說，此暫停可以被忽略。然而，剛開始時，學員必須先經歷基本的調息法練習，然後在合格教師的指導下，才能做屏息的練習。那些不想學調息法的學員仍然可以練習靜坐冥想，只不過，少了對呼吸的覺察，要達到深度的禪定狀態是不可能的。

在呼吸覺察裡，吸氣和吐氣的長短被心念仔細地評量，心念也緊密地跟隨著呼吸的律動。在此就能顯現出呼吸練習與呼吸覺察之間的差異。在呼吸練習時，學員被教導要計算吸氣與吐氣的空氣量，但是在練習呼吸覺察時，則只需靠心念的意識進行，也不需要用到手指來關閉鼻孔。藉由呼吸覺察，心的專注力被強化了，而專注力對冥想極為重要。在練習呼吸覺察時，沒有讓人分心的外界事物，專注力也不會渙散。在此，我們沒有討論呼吸練習，因為呼吸覺察是一項進階的技巧，它只會在學員已經練習過前述的各種呼吸練習之後，才能真正體會到呼吸覺察。呼吸覺察對於有心想要學習高階冥想技巧的學員而言，至關重要。

呼吸是身體與心念之間的橋樑，進階瑜伽士觀察自己的呼吸就像是觀察溫度計，它記錄了心念的狀況以及外在環境對身體的影響。那些能細微觀察自己呼吸模式的人，也會明白自己的身心行為。他們因為能夠控制生命的漣漪（svaras），而得以主導自己的人生。

呼吸模式也會對疾病提出警告，例如，當身體發燒時，鼻孔呼吸的模式就會出現異常，像是變得過度流動或長時間鼻塞。此時，呼吸系統會出現異常，肺臟、心臟及相關系統會失調，而心也會失衡。進階瑜伽士會利用呼吸模式，來觀察自己身心的能耐，並藉由各種呼吸法來控制呼吸行為。

呼吸與心相互依存，若能掌控呼吸，心就會開始變得專一；假使呼吸不規則或斷斷續續，則心就會散亂。在身體坐定之後，很自然地就會將心專注在對呼吸的覺察上。

呼吸覺察可以強化心，使其更容易從事內省的修行。當心開始跟隨著呼吸流動時，我們就會體察到世間萬物事實上都呼吸著相同的宇宙能量。在個體和宇宙中心之間，存在著直接的交流，宇宙中心供應能量給所有的生物，這是活生生的哲學。只要人類生命中心能持續接受「氣」能量，身體與心念的關聯就能維持下去。一旦這種交流被破壞，有意識的心念就不再能發揮其原有的功能，身體就會從生命的靈性中心脫離，此種脫離就稱為「死亡」。

各個修行學派都會推薦使用不同的物件來引導心念的專一，包含具體的物件與抽象的物件；例如，它可以是一些聲音音節、梵咒（mantras）或是圖片，但是，如果沒有先學會呼吸覺察，長期而言，這些物件都不太有幫助。建議初學者先養成呼吸覺察的習慣，先不用罣礙心要安住在何種物件上，因為呼吸覺察是實現進階禪修最自然、最必不可少的一步。

靜坐冥想是當心念持續維持在專一目標的狀態，而在深度靜坐冥想時，專一的心能穿透意識及無意識心念的各個層次，這種突破就稱為「三摩地」（Samadhi）。進入三摩地的境界，就能擺脫所有的束縛，超越時間、空間及因果關係的限制。個體的微觀小宇宙會擴大變成巨觀大宇宙，就像小水滴融入大海並變成大海一樣。個體靈魂與宇宙的創造者合而為一。他會發現神的國度也同時存在於個體之中，他獲得了終極的自由，跳脫無止境的生死輪迴，完成從人性到佛性的進化過程。

推薦進修書單

《冥想：認識內在自我，與外在世界和諧共處，獲得真正的滿足》（*Meditation and Its Practice*）／斯瓦米・拉瑪著

《光與火之路》（*Path of Fire and Light*）／斯瓦米・拉瑪著

《王道之道：瑜伽實用課程》（*The Royal Path: Practical Lessons on Yoga*）／斯瓦米・拉瑪著

《內在的追尋》（*Inner Quest*）／潘提特・拉伽瑪尼・緹昆特（Pandit Rajmani Tigunait）

《梵咒的力量與神祕的啟引》（*Power of Mantra and Mystery of Initiation*）／潘提特・拉伽瑪尼・緹昆特著

《飲食與營養》（*Diet and Nutrition*）／魯道夫・巴倫坦著

《瑜伽與心理治療》（*Yoga and Psychotherapy*）／斯瓦米・拉瑪、魯道夫・巴倫坦、斯瓦米・阿家亞（Swami Ajaya）著

《瑜伽：基礎精通》（*Yoga: Mastering the Basics*）／桑德拉・安德森（Sandra Anderson）、羅爾夫・索維克（Rolf Sovik）

・放鬆與冥想錄音帶

《初學者靜心禪修引導》（*Guided Meditation for Beginners*）／斯瓦米・拉瑪

《中階靜心禪修引導》（*A guide to Intermediate Meditation*）／斯瓦米・拉瑪

《邁向進階靜心禪修的第一步》（*First Step toward Advanced Meditation. Swami Rama*）／斯瓦米・拉瑪

《瑜伽放鬆法引導》（*Guided Yoga Relaxation*）／羅爾夫・索維克

《學習冥想》（*Learn to Meditate*）／羅爾夫・索維克

《31點到61點深度放鬆法》（*31 to 61 Points*）／羅爾夫・索維克

BH0041R

調息・呼吸的科學

想要調控自己的身心，先從控制呼吸開始

Science of Breath: a practical guide

作　　者　斯瓦米・拉瑪（Swami Rama）、魯道夫・巴倫坦（Rudolph Ballentine）、艾倫・海姆斯（Alan Hymes）
譯　　者　黃誠勳
責任編輯　于芝峰
協力編輯　洪禎璐
內頁排版　宸遠彩藝
美術設計　黃聖文

發 行 人　蘇拾平
總 編 輯　于芝峰
副總編輯　田哲榮
業務發行　王綬晨、邱紹溢
行銷企劃　陳詩婷

出　　版　橡實文化 ACORN Publishing
地址：臺北市 105 松山區復興北路 333 號 11 樓之 4
電話：（02）2718-2001　傳真：（02）2719-1308
網址：www.acornbooks.com.tw
E-mail 信箱：acorn@andbooks.com.tw

發　　行　大雁出版基地
地址：臺北市 105 松山區復興北路 333 號 11 樓之 4
電話：（02）2718-2001　傳真：（02）2718-1258
讀者服務信箱：andbooks@andbooks.com.tw
劃撥帳號：19983379　戶名：大雁文化事業股份有限公司

印　　刷　中原造像股份有限公司
二版一刷　2023 年 8 月
定　　價　350 元
I S B N　978-626-7313-40-4

大雁出版基地
www.andbooks.com.tw

國家圖書館出版品預行編目 (CIP) 資料

調息．呼吸的科學：想要調控自己的身心，先從控制呼吸開始／斯瓦米．拉瑪 (Swami Rama)，魯道夫．巴倫坦（Rudolph Ballentine），艾倫．海姆斯（Alan Hymes）作；黃誠勳譯 . -- 二版 . －臺北市：橡實文化出版：大雁出版基地發行，2023.08
面； 公分
譯自 : Science of breath : a practical guide

ISBN 978-626-7313-40-4(平裝)

1.CST：呼吸法　2.CST：瑜伽

411.12　　112011444